Lesenswert

vor der Arbeit als

Pflegehelfer/in

in der Nephrologie

MARTIN STERLING

Inhaltsverzeichnis

« In der Nephrologie zählt jeder Handgriff: Die Pflege des Körpers des Patienten bedeutet auch, seinen Geist angesichts der Komplexität der Nierenerkrankung zu beruhigen. »

Einführung

Die Bedeutung der Pflegekraft in der Nephrologie

- **Die Schlüsselrolle der Pflegekraft im Pflegeverlauf**: Verständnis der **Rolle** der Pflegekraft in einem multidisziplinären Team.

Der Pflegehelfer nimmt eine zentrale Stellung innerhalb des multidisziplinären Teams in der Nephrologie ein, da er eine direkte und kontinuierliche Verbindung zwischen dem Patienten, den anderen Mitgliedern des Pflegeteams und allen Gesundheitsfachkräften, die in den Pflegeverlauf einbezogen sind, herstellt. Seine Rolle geht weit über die bloße Ausführung technischer Aufgaben hinaus, da er der erste ist, der beobachtet, zuhört und auf die unmittelbaren Bedürfnisse des Patienten eingeht, oft bevor Ärzte oder Pflegepersonal eingreifen.

Im Alltag arbeitet der Krankenpflegehelfer eng mit Krankenpflegern, Ärzten, Ernährungsberatern, Physiotherapeuten und manchmal sogar mit Psychologen zusammen. Jeder dieser Fachleute bringt sein spezifisches Fachwissen ein, aber der Krankenpflegehelfer verkörpert die Kontinuität der Pflege. Er ist derjenige, der sicherstellt, dass die Verordnungen und Empfehlungen der verschiedenen Akteure in den Momenten, in denen der Patient sie benötigt, umgesetzt werden, um so eine kohärente Versorgung zu gewährleisten. Er ist das Auge und das Ohr des Pflegeteams, da er in den intimsten und verletzlichsten Momenten des Patienten anwesend ist, sei es bei der Körperpflege, der Nahrungsaufnahme oder der Schmerzbehandlung.

Der Pfleger steht oft an vorderster Front, um subtile Veränderungen im Gesundheitszustand des Patienten zu erkennen, sei es eine Veränderung der Diurese, eine Veränderung der Stimmung oder das Auftreten von klinischen Anzeichen, die auf eine Komplikation hindeuten. Diese Nähe ermöglicht es ihm, die Pflegekräfte oder Ärzte schnell zu alarmieren und so eine frühzeitige und angemessene Intervention zu erleichtern. Diese reibungslose und ständige Kommunikation ist einer der Schlüssel zum Erfolg in einem multidisziplinären Team, da sie Unterbrechungen in der Pflegekette vermeidet.

Darüber hinaus spielt der Pfleger eine grundlegende Rolle für den menschlichen Aspekt der Pflege, oftmals dort, wo die Technik und die Behandlungen überhand nehmen. In einer nephrologischen Abteilung, in der die Patienten häufig mit schweren und sich wiederholenden Behandlungen wie der Dialyse konfrontiert sind, ist der Pfleger eine beruhigende und besänftigende Präsenz. Er begleitet die Patienten bei der Bewältigung der täglichen Aufgaben, aber auch in ihrer emotionalen Entwicklung, indem er sie angesichts der mit der chronischen Krankheit verbundenen Ängste unterstützt und ein offenes Ohr für sie ist. Diese Beziehungsdimension ist unerlässlich, da sie in Situationen, die sowohl für den Patienten als auch für seine Angehörigen sehr belastend sein können, ein entscheidendes psychologisches Gleichgewicht aufrechterhalten kann.

In einem so komplexen Umfeld wie der Nephrologie ist der Pfleger auch ein wichtiger Faktor bei der Vermeidung von Komplikationen. Ob es darum geht, auf eine strenge Hygiene zu achten, um Infektionen bei Dialysepatienten zu vermeiden oder spezielle Diäten zu überwachen, der Pfleger sorgt für die Einhaltung der Protokolle und die Umsetzung der diätetischen oder therapeutischen Empfehlungen. Auf diese Weise trägt er aktiv zur allgemeinen Wirksamkeit der Pflege bei.

Der Krankenpflegehelfer verkörpert durch seine vielseitige Rolle den Kitt, der die Harmonie und Effizienz eines multidisziplinären Teams in der Nephrologie aufrechterhält. Sein Fachwissen, seine Menschlichkeit und seine Fähigkeit, mit allen Fachkräften zusammenzuarbeiten, machen ihn zu einem unverzichtbaren Akteur in der ganzheitlichen Betreuung von Nierenpatienten.

- **Warum sollten Sie sich für die Nephrologie entscheiden?** Die Besonderheiten dieses Fachgebiets und die Herausforderungen, die es mit sich bringt.

Die Nephrologie ist ein einzigartiges medizinisches Fachgebiet, das sich mit Nierenerkrankungen befasst, die ein wichtiges Organ betreffen, das im öffentlichen Bewusstsein oft vernachlässigt wird. Die Niere spielt eine grundlegende Rolle für das Gleichgewicht des Körpers, indem sie die Ausscheidung von Abfallstoffen, die Regulierung des Wasser- und Elektrolythaushalts und die Verwaltung des Säure-Basen-Gleichgewichts gewährleistet. Wenn die Nieren nicht mehr richtig funktionieren, hat dies zahlreiche und komplexe Folgen für den Körper, die sich auf fast alle Systeme auswirken. Diese Tatsache verleiht der Nephrologie eine anspruchsvolle Besonderheit: Sie ist nicht nur eine Medizin der Regulierung, sondern erfordert auch einen systemischen Ansatz, der den gesamten Organismus und seine Interaktionen berücksichtigt.

Eine der ersten Herausforderungen der Nephrologie ist die Vielfalt der Krankheiten, die sie abdeckt. Nierenerkrankungen können akut sein, wie das akute Nierenversagen, das plötzlich auftritt, oder chronisch, wie die chronische Niereninsuffizienz, die langsam aber unaufhaltsam fortschreitet. Darüber hinaus sind sie häufig mit anderen Erkrankungen wie Bluthochdruck, Diabetes oder Herz-Kreislauf-Erkrankungen verbunden, was die Behandlung noch komplizierter macht. Der Pfleger und das übrige Team müssen nicht nur diese Zusammenhänge verstehen, sondern auch in der Lage sein, die frühen Anzeichen dieser komplexen Erkrankungen zu erkennen, da sich die Niereninsuffizienz oft schleichend und mit diskreten Symptomen entwickelt.

Eine weitere Herausforderung ist die schwere Behandlung. Patienten mit chronischer Niereninsuffizienz sind oft mit schweren Behandlungen wie der Dialyse konfrontiert, die sowohl lebensrettend als auch belastend ist. Die Hämodialyse beispielsweise erfordert mehrere Sitzungen pro Woche, die mehrere Stunden dauern und die Lebensqualität der Patienten stark beeinträchtigen. Die Peritonealdialyse wird zwar zu Hause durchgeführt, erfordert aber eine sehr strenge persönliche Pflege, um Infektionen zu vermeiden. Die Patienten können sich durch die sich wiederholenden Behandlungen erschöpft fühlen, und hier wird der Beziehungsaspekt der Pflege entscheidend. Der Pfleger muss die Patienten durch seine Nähe zu ihnen auf diesem anstrengenden Weg begleiten, nicht nur körperlich, sondern auch geistig. Diese Unterstützung ist entscheidend für die Aufrechterhaltung der Moral und die Einhaltung der Behandlung, was für die langfristige Behandlung der Nierenerkrankung unerlässlich ist.

Das Management von Nierentransplantationen ist ebenfalls ein besonderer Bereich der Nephrologie, der seine eigenen Herausforderungen mit sich bringt. Obwohl die Nierentransplantation oft als ideale "Lösung" für Patienten mit terminaler Niereninsuffizienz angesehen wird, ist sie dennoch ein komplexer Eingriff, der eine strenge Überwachung und eine schwere immunsuppressive Behandlung erfordert. Transplantierte Patienten müssen genau auf Anzeichen einer Abstoßung oder Infektion überwacht werden, was eine ständige Wachsamkeit des gesamten Pflegeteams erfordert. Der Pfleger spielt bei dieser täglichen Überwachung eine Schlüsselrolle, indem er den Allgemeinzustand des Patienten überwacht und Anzeichen einer Verschlechterung umgehend meldet.

Darüber hinaus ist die Nephrologie ein Fachgebiet, das häufig langfristig angelegt ist. Chronische Nierenerkrankungen erfordern eine lange Betreuung, manchmal über Jahrzehnte hinweg, was eine ganz besondere Beziehung zwischen dem Patienten und dem Behandlungsteam schafft. Diese enge Beziehung ist sowohl ein Vorteil als auch eine Herausforderung. Für den Pfleger bedeutet dies, eine konstante Aufmerksamkeit aufrechtzuerhalten und trotz der wiederholten Pflege nicht in Routine zu verfallen. Sie müssen auch mit der emotionalen Erschöpfung umgehen können, sowohl für sich selbst als auch für den Patienten, angesichts der manchmal langsamen und unaufhaltsamen Entwicklung der Krankheit. Diese psychologische Dimension ist oftmals genauso wichtig wie das Management der technischen Aspekte der Pflege, da Depressionen und Angstzustände häufige Reaktionen bei nephrologischen Patienten sind.

Schließlich ist die Nephrologie ein Fachgebiet, das mit großen Ungleichheiten konfrontiert ist. Chronische Nierenerkrankungen sind oft mit sozialen Faktoren verbunden, insbesondere Diabetes und Bluthochdruck, die in benachteiligten Bevölkerungsgruppen häufiger auftreten. Dies stellt zusätzliche Herausforderungen an die Prävention und die therapeutische Ausbildung, denn es geht nicht nur um die Behandlung, sondern auch um die Sensibilisierung und Begleitung von Patienten, die oft nicht über die Mittel oder das Wissen verfügen, um die notwendigen Veränderungen in ihrem Lebensstil vorzunehmen. Der Pfleger spielt hier eine grundlegende Rolle, indem er Unterstützung und Aufklärung bietet, um den Patienten zu helfen, ihre Krankheit besser zu verstehen und die Verantwortung für ihre eigene Gesundheit zu übernehmen.

- **Erforderliche menschliche und berufliche Qualitäten**: Einfühlungsvermögen, Genauigkeit, Geduld und körperliche Belastbarkeit.

Der Beruf des Pflegers in der Nephrologie erfordert eine Reihe von menschlichen und beruflichen Qualitäten, die weit über die technischen Fähigkeiten hinausgehen. Dazu gehören Einfühlungsvermögen, Disziplin, Geduld und körperliche Belastbarkeit, die für die Bewältigung der täglichen Herausforderungen auf der Station unerlässlich sind.

Empathie ist vielleicht die grundlegendste Eigenschaft in diesem Fachgebiet. Nephrologische Patienten sind häufig mit schweren chronischen Erkrankungen konfrontiert, die ihr tägliches Leben verändern und ihren Gemütszustand tiefgreifend beeinflussen. Ob es sich um einen Dialysepatienten, einen Patienten, der auf eine Transplantation wartet, oder einen Patienten am Lebensende handelt, jede Interaktion mit dem Pfleger ist von Verletzlichkeit geprägt. Empathie ermöglicht es dem Helfer, sich mit dem Patienten zu verbinden, sein Leiden über die sichtbaren Symptome hinaus zu verstehen und die Pflege auf seine emotionalen Bedürfnisse abzustimmen. Manchmal kann eine einfache Geste des Trostes oder ein aufmerksames Zuhören die psychische Belastung, die der Patient stillschweigend mit sich herumträgt, lindern. In einem so schweren Umfeld wie der Nephrologie, wo die Behandlungen oft langwierig und die Ergebnisse ungewiss sind, trägt Empathie dazu bei, die Pflege menschlicher zu gestalten und ein Vertrauensverhältnis zu schaffen, das für die Qualität der Behandlung unerlässlich ist.

Dieses Einfühlungsvermögen kann jedoch nur dann wirksam sein, wenn die professionelle Genauigkeit einwandfrei ist. Die Nephrologie ist ein Fachgebiet, in dem die Genauigkeit der Pflege lebenswichtig ist. Jede Aufgabe, so einfach sie auch erscheinen mag, muss mit größter Sorgfalt ausgeführt werden. Ob es sich um das Messen der Vitalwerte, das Management von speziellen Diäten oder die Überwachung eines Dialysepatienten handelt, nichts darf dem Zufall überlassen werden. Strenge ist auch bei der Weitergabe von Informationen an das Pflegeteam erforderlich. Aufgrund seiner Nähe zu den Patienten ist der Pfleger oft derjenige, der die ersten Anzeichen von Komplikationen, Infektionen oder einer Verschlechterung des Gesundheitszustands beobachtet. Eine vernachlässigte oder falsch übermittelte Beobachtung kann schwerwiegende Folgen haben. So wird Strenge zu einer Form der kollektiven Verantwortung, da sie sicherstellt, dass jedes Teammitglied über die notwendigen Informationen verfügt, um zum richtigen Zeitpunkt und auf die richtige Weise zu handeln.

Geduld ist in diesem Zusammenhang eine tägliche Tugend. Nephrologische Patienten, insbesondere solche mit chronischer Niereninsuffizienz, erleben oft Momente intensiver Frustration. Der Behandlungsweg ist lang, wiederholend und manchmal entmutigend. Dialysesitzungen, strenge Diätvorschriften und chronische Müdigkeit können seelisch und körperlich erschöpfend sein. Die Patienten können reizbar, ängstlich oder sogar resigniert sein. In solchen Momenten wird die Geduld des Pflegers auf eine harte Probe gestellt. Er muss in der Lage sein, ruhig auf angespannte Situationen zu reagieren, die gleichen Erklärungen zu wiederholen und den Patienten zu unterstützen, ohne sich von den aufkommenden negativen Emotionen beeinflussen zu lassen. Geduld ist nicht nur eine Frage des

Zuhörens, sondern auch der Kontinuität der Pflege. Sie müssen akzeptieren, dass die Fortschritte oft langsam sind und dass die Remission, wenn sie möglich ist, Zeit braucht.

Schließlich ist die körperliche Belastbarkeit ein oft unterschätzter, aber entscheidender Aspekt für eine Pflegekraft in der Nephrologie. Dieser Beruf ist körperlich anspruchsvoll, da er lange Arbeitszeiten im Stehen, viele Fahrten und regelmäßige körperliche Anstrengungen, wie die Mobilisierung bettlägeriger oder hilfsbedürftiger Patienten, beinhaltet. In einer Abteilung, in der die Patienten oft geschwächt sind, ist es notwendig, häufig bei der Fortbewegung zu helfen, sei es beim Aufstellen für die Dialyse, bei der Mobilisierung zur Vermeidung von Druckgeschwüren oder bei der Begleitung der täglichen Hygienepflege. Diese wiederholten körperlichen Anstrengungen in Verbindung mit den häufig versetzten oder verlängerten Arbeitszeiten erfordern eine gute körperliche Kondition und Ausdauer. Diese körperliche Belastbarkeit geht jedoch über die bloße Kraft hinaus. Es handelt sich auch um eine mentale Widerstandsfähigkeit, denn der Krankenpflegehelfer muss in der Lage sein, seine Konzentration und Effizienz auch in Zeiten starker Müdigkeit oder nach einem anstrengenden Tag aufrechtzuerhalten. Dies erfordert die Fähigkeit, sich selbst zu schützen, seine Energie zu verwalten und ein Gleichgewicht zwischen Berufs- und Privatleben aufrechtzuerhalten.

Kapitel 1

Nephrologie in Kürze: Verständnis der Niere und ihrer Funktionen

- **Anatomie und Physiologie der Niere**: Grundlegende Kenntnisse über die glomeruläre Filtration, die Rückresorption und die tubuläre Sekretion.

Glomeruläre Filtration, Rückresorption und tubuläre Sekretion sind grundlegende Prozesse, die es der Niere ermöglichen, das innere Gleichgewicht des Körpers aufrechtzuerhalten, indem sie die Ausscheidung von Abfallstoffen steuert und das Volumen und die Zusammensetzung der Körperflüssigkeiten reguliert. Das Verständnis dieser Mechanismen ist entscheidend, um die zentrale Rolle der Niere in der menschlichen Physiologie und die Auswirkungen von Nierenerkrankungen auf den Rest des Körpers zu verstehen.

Glomeruläre Filtration: der erste Schritt in der Blutverarbeitung

Der glomeruläre Filtrationsprozess findet in den Glomeruli statt, winzigen vaskulären Strukturen, die sich in der Nierenrinde befinden. Jede Niere enthält etwa eine Million Nephrone, die funktionelle Einheit der Niere, und jedes Nephron beginnt mit einem Glomerulus. Der Glomerulus besteht aus einem Netzwerk von Kapillaren, die von einer Struktur umhüllt sind, die als Bowman-Kapsel bezeichnet wird. Die Aufgabe dieser Struktur ist es, das Blut zu filtern, das über die Nierenarterien in die Niere gelangt.

Unter dem Einfluss des Blutdrucks wird das Plasma, das Wasser, Elektrolyte, kleine Moleküle (Glukose, Aminosäuren usw.) und Stoffwechselabfallprodukte wie Harnstoff und Kreatinin enthält, durch die Wand der glomerulären Kapillaren in die Bowman-Kapsel gedrückt. Diese gefilterte Flüssigkeit, die als Ultrafiltrat bezeichnet wird, ähnelt dem Plasma, jedoch ohne die großen Proteine und Blutzellen, die zu groß sind, um die Filterbarriere zu durchdringen. Im Durchschnitt filtern die Nieren etwa 180 Liter Blut pro Tag und produzieren dabei eine große Menge an Ultrafiltrat, das in den folgenden Schritten weiterverarbeitet wird.

Tubuläre Reabsorption: Das Wesentliche bewahren

Nach der glomerulären Filtration gelangt das Ultrafiltrat in den Nierentubulus, wo es komplexen Veränderungen unterzogen wird. Der Nierentubulus ist in mehrere Segmente unterteilt, von denen jedes eine spezifische Rolle spielt: der proximale umgangene Tubulus, die Henle-Schleife, der distale umgangene Tubulus und schließlich das Sammelrohr. Die tubuläre Rückresorption ist ein Schlüsselprozess in diesem Stadium, da sie die nützlichen Substanzen, die durch den Glomerulus gefiltert wurden, zurück in das Blut führt. Obwohl 180 Liter Flüssigkeit pro Tag gefiltert werden, werden nur 1-2 Liter Urin ausgeschieden, was zeigt, wie effektiv die Rückresorption ist.

Im proximalen umgangenen Tubulus werden ca. 65% des Wassers und der filtrierten Elektrolyte (wie Natrium und Kalium) sowie 100% der Glukose und der Aminosäuren rückresorbiert. Dieser Prozess wird durch aktive und passive Transportmechanismen fein reguliert, die dafür sorgen, dass nur die notwendigen Mengen wieder aufgenommen werden. Beispielsweise wird Natrium aktiv durch Natriumpumpen zurückgewonnen, während Wasser passiv durch Osmose folgt. Dieser Teil des Tubulus ist auch für die Rückresorption von Bikarbonaten verantwortlich.

Die Henlesche Schleife spielt eine besondere Rolle bei der Konzentration des Urins. Im absteigenden Teil der Schleife wird weiterhin Wasser rückresorbiert, während der aufsteigende Teil wasserundurchlässig ist, aber aktiv Natrium und Chlor rückresorbiert. Durch diesen Mechanismus wird ein osmotischer Gradient erzeugt, der es ermöglicht, dass in den weiter distal gelegenen Segmenten noch mehr Wasser rückresorbiert wird, vor allem unter dem Einfluss des antidiuretischen Hormons (ADH), was zur Aufrechterhaltung des Wasserhaushalts im Körper beiträgt.

Tubuläre Sekretion: Ausscheidung unerwünschter Substanzen

Während die Rückresorption nützliche Elemente zurückgewinnt, ermöglicht die tubuläre Sekretion die aktive Entfernung unerwünschter Substanzen, die vom Glomerulus nicht effektiv gefiltert wurden. Dieser Prozess findet hauptsächlich im distalen Tubulus contortus und im Sammelrohr statt. Er betrifft Ionen wie Kalium, Wasserstoff oder Ammonium sowie Stoffwechselabfallprodukte oder Medikamente, die über den Urin ausgeschieden werden müssen.

Die Sekretion von Protonen (H+ Ionen) in den distalen Tubulus spielt eine grundlegende Rolle bei der Regulierung des Säure-Basen-Gleichgewichts des Körpers. Durch die Rückresorption von Bikarbonat bei gleichzeitiger Sekretion von Protonen trägt die Niere zur Aufrechterhaltung eines stabilen pH-Wertes im Blut bei. Darüber hinaus ist die Kaliumsekretion ein entscheidender Mechanismus zur Vermeidung von Hyperkaliämie, einem potenziell gefährlichen Zustand, der die Herzaktivität beeinträchtigen kann.

Ein dynamisches und reguliertes Gleichgewicht

Das Zusammenspiel dieser drei Prozesse - glomeruläre Filtration, tubuläre Rückresorption und tubuläre Sekretion - ermöglicht es den Nieren, die Zusammensetzung des Blutes und der Körperflüssigkeiten fein zu regulieren. Diese Mechanismen werden von verschiedenen Faktoren wie Blutdruck, Blutvolumen, Hormonaktivität (wie Aldosteron und ADH) und Elektrolytkonzentration beeinflusst. Wenn diese Prozesse harmonisch zusammenarbeiten, wird der Wasser-, -Elektrolyt und Säure-Basen-Haushalt des Körpers aufrechterhalten.

Wenn die Nierenfunktion jedoch beeinträchtigt ist, wie z.B. bei chronischer Niereninsuffizienz, werden diese Mechanismen unwirksam. Die Unfähigkeit, das Blut richtig zu filtern, führt zu einer Anhäufung von Abfallstoffen und Elektrolytstörungen, wie Hyperkaliämie oder metabolische Azidose, die für den Körper schnell gefährlich werden können.

- **Die wichtigsten Nierenerkrankungen**: Nierenversagen, glomeruläre Nephropathien, Nierensteine.

Nierenversagen, glomeruläre Nephropathien und Nierensteinkrankheiten sind drei Hauptkategorien von Nierenerkrankungen, die jeweils unterschiedliche Mechanismen, Symptome und Auswirkungen auf den Körper haben, aber alle eine große klinische Herausforderung darstellen. Diese Erkrankungen betreffen die Niere auf spezifische Weise und beeinträchtigen ihre Fähigkeit, das innere Gleichgewicht des Körpers aufrechtzuerhalten und die Ausscheidung von Abfallstoffen zu gewährleisten. Das Verständnis dieser Erkrankungen hilft nicht nur, die damit verbundenen Komplikationen zu verstehen, sondern auch die Pflege und Behandlung zu erforschen, die für jeden einzelnen Fall geeignet ist.

Niereninsuffizienz: eine allmähliche oder abrupte Funktionsstörung

Akute oder chronische Niereninsuffizienz ist eine Fehlfunktion der Nieren, die sie daran hindert, das Blut richtig zu filtern und Stoffwechselabfallprodukte auszuscheiden. Diese Funktionsstörung kann sich allmählich entwickeln oder plötzlich auftreten.

Das akute Nierenversagen (ANV) ist eine plötzliche Erkrankung, bei der die Nieren schnell ihre Fähigkeit verlieren, Abfallstoffe zu filtern und den Wasser- und Elektrolythaushalt aufrechtzuerhalten. Sie kann durch einen plötzlichen Rückgang des Blutflusses zu den Nieren (wie bei einem hämodynamischen Schock), durch eine Nierentoxizität aufgrund von Medikamenten oder Toxinen oder durch eine Obstruktion der Harnwege verursacht werden. Bei dieser Art von Insuffizienz ist ein schnelles Eingreifen entscheidend, um irreversible Schäden zu vermeiden. Die Behandlung zielt vor allem darauf ab, die zugrunde liegende Ursache zu beheben und die Nieren in der kritischen Phase zu unterstützen.

Die chronische Niereninsuffizienz (CKD) ist eine fortschreitende und irreversible Verschlechterung der Nierenfunktion, die häufig durch Krankheiten wie Diabetes oder Bluthochdruck verursacht wird. Dieser Prozess kann sich über mehrere Jahre erstrecken, bevor Symptome auftreten, da die Nieren eine erhebliche Anpassungsfähigkeit besitzen. Sobald die Nierenfunktion jedoch deutlich abnimmt, sammeln sich Stoffwechselabfallprodukte wie Harnstoff und Kreatinin im Blut an, was zu Symptomen wie Müdigkeit, Ödemen und Elektrolytstörungen führt. Im fortgeschrittenen Stadium sind Patienten mit KHK auf eine Dialyse oder Nierentransplantation angewiesen, um die verloren gegangene Funktion der Nieren zu ersetzen. Die Behandlung der KHK zielt vor allem darauf ab, das Fortschreiten der Krankheit zu verlangsamen, indem Risikofaktoren wie Blutdruck und Blutzuckerspiegel kontrolliert werden.

Glomeruläre Nephropathien: eine direkte Schädigung der Nierenfilter

Glomeruläre Nephropathien sind eine Gruppe von Erkrankungen, die die Glomeruli, die Filtereinheiten der Niere, betreffen. Diese Erkrankungen sind häufig autoimmun oder entzündlich und führen zu einer Schädigung der glomerulären Strukturen und damit zu einer schlechten Filtration des Blutes. Aufgrund dieser Schäden können Proteine, Blut oder Abfallprodukte entweder über den Urin ausgeschieden werden oder im Blut verbleiben, wodurch das innere Gleichgewicht des Körpers gestört wird.

Das nephrotische Syndrom ist eine der häufigen klinischen Manifestationen der glomerulären Nephropathie. Es ist gekennzeichnet durch einen massiven Eiweißverlust im Urin (Proteinurie), der zu einer Hypoproteinämie (niedriger Eiweißspiegel im Blut) und starken Ödemen, insbesondere an den unteren Gliedmaßen und im Gesicht, führt. Dieser Proteinverlust beeinträchtigt das osmotische Gleichgewicht und führt zu Wassereinlagerungen im Gewebe. Das Syndrom kann durch Autoimmunerkrankungen wie Lupus oder durch spezifische Bedingungen wie segmentale und fokale Glomerulonephritis verursacht werden.

Das nephritische Syndrom, eine andere Art der glomerulären Nephropathie, ist häufig das Ergebnis einer akuten Entzündung der Glomeruli. Es äußert sich durch Hämaturie (Blut im Urin), Bluthochdruck, Flüssigkeitsretention und eine mäßige Abnahme der Nierenfunktion. Diese Entzündung kann durch Infektionen, Autoimmunerkrankungen oder immunologische Reaktionen nach Infektionen verursacht werden. In diesen Fällen zielt die Behandlung darauf ab, die Entzündung zu reduzieren, die damit verbundenen Symptome zu kontrollieren und das Fortschreiten zu einer chronischen Niereninsuffizienz zu verhindern.

Glomeruläre Nephropathien sind zwar oft schwer zu diagnostizieren, stellen aber aufgrund ihrer langfristigen Auswirkungen auf die Nierenfunktion ein wichtiges Thema in der Nephrologie dar. Ihre Behandlung beruht häufig auf Immunsuppressiva oder Kortikoiden, um die Entzündungsreaktion zu begrenzen und die glomeruläre Funktion zu erhalten.

Nierensteine: schmerzhafte, aber handhabbare Steine

Nierensteine sind harte mineralische Ablagerungen, die sich in den Nieren aus Substanzen im Urin bilden, wie z.B. Kalzium, Oxalat oder Harnsäure. Nierensteine variieren in Größe und Zusammensetzung und wenn sie in die Harnwege wandern, können sie starke Schmerzen verursachen, die als Nierenkolik bezeichnet werden.

Die Bildung von Nierensteinen wird häufig durch eine hohe Konzentration bestimmter Substanzen im Urin, Dehydrierung oder Stoffwechselanomalien begünstigt. Die Steine können die Harnwege blockieren, was zu einer Überdehnung der Nierenstrukturen oberhalb der Blockade führt und heftige Schmerzen auslöst. Diese Schmerzen können von Übelkeit, Erbrechen und manchmal von Hämaturie begleitet werden. Je nach Größe und Ort des Steins kann die Behandlung unterschiedlich ausfallen. Kleine Steine werden oft auf natürliche Weise durch den Harnfluss ausgeschieden, wobei eine gute Flüssigkeitszufuhr und Schmerzmittel die Schmerzen lindern. Größere Steine hingegen können medizinische Eingriffe erfordern, wie die extrakorporale Lithotripsie (bei der der Stein durch Stoßwellen in kleinere Fragmente zertrümmert wird), oder in schwereren Fällen eine Operation.

Die Vorbeugung von Nierensteinen beruht hauptsächlich auf einer reichlichen Flüssigkeitszufuhr, um die Mineralienkonzentrationen im Urin zu verdünnen, sowie auf diätetischen Anpassungen, wie der Reduzierung der Natrium- und Oxalataufnahme, je nach Art des Steins. Es können auch Medikamente verschrieben werden, um das Risiko eines erneuten Auftretens zu verringern, insbesondere bei Personen mit mehreren Steinen in der Vorgeschichte.

- **Die Auswirkungen von Nierenerkrankungen auf den Körper**: Bluthochdruck, Elektrolytstörungen, Anämie.
Bluthochdruck, Elektrolytstörungen und Anämie sind drei wichtige Komplikationen, die häufig mit akuten oder chronischen Nierenerkrankungen einhergehen. Diese Störungen scheinen zwar unterschiedlich zu sein, sind aber eng mit der Nierenfunktion verbunden. Wenn die Nieren nicht mehr richtig funktionieren, ist ihre Fähigkeit, den Blutdruck zu regulieren, den Elektrolythaushalt auszugleichen und die Produktion von roten Blutkörperchen zu stimulieren, beeinträchtigt. Diese drei Störungen stellen entscheidende klinische Herausforderungen dar, da jede von ihnen die Niereninsuffizienz verschlimmern und andere lebenswichtige Organe wie das Herz und das Kreislaufsystem beeinträchtigen kann.

Bluthochdruck: ein Teufelskreis mit Nierenerkrankungen

Bluthochdruck (Hypertonie) ist nicht nur eine der Hauptursachen für Nierenerkrankungen, sondern auch eine ihrer häufigsten Komplikationen. Die Nieren spielen eine Schlüsselrolle bei der Regulierung des Blutdrucks, indem sie das Flüssigkeitsvolumen im Körper anpassen und Hormone wie Renin freisetzen, die die Verengung der Blutgefäße beeinflussen. Wenn die Nierenfunktion beeinträchtigt ist, wird dieses empfindliche Gleichgewicht gestört und der Blutdruck kann unkontrolliert ansteigen.

Bluthochdruck selbst kann zu einer fortschreitenden Schädigung der Blutgefäße in den Nieren führen, ein Phänomen, das als Nephroangiosklerose bekannt ist und die Nierenfunktion weiter verschlechtert. Es ist ein Teufelskreis: Nierenerkrankung führt zu Bluthochdruck, und Bluthochdruck beschleunigt die Verschlechterung der Nieren. Da die Nieren ihre Fähigkeit verlieren, das Blut effektiv zu filtern, nimmt die Wasser- und Salzretention zu, was zu einer Erhöhung des Blutvolumens und einem zusätzlichen Druck auf die Arterienwände führt. Die Hypertonie wird zu einer schwer zu behandelnden Komplikation, die oft mehrere Medikamente erfordert, um sie zu kontrollieren.

Patienten mit chronischer Niereninsuffizienz müssen sorgfältig überwacht werden, um einen übermäßigen Anstieg des Blutdrucks zu vermeiden, der nicht nur die Nieren, sondern auch das Herz schädigen kann, wodurch das Risiko von Schlaganfällen oder Herzversagen steigt. Die Behandlung von Bluthochdruck in der Nephrologie basiert häufig auf einer Kombination von Diuretika, die das Flüssigkeitsvolumen reduzieren, und Hemmern des Renin-Angiotensin-Systems, die den Druck in den Nierenglomeruli senken.

Elektrolytstörungen: eine Bedrohung für die Homöostase

Die Nieren spielen eine zentrale Rolle bei der Regulierung von Elektrolyten wie Natrium, Kalium, Kalzium und Phosphor, die für den Wasserhaushalt, die Nerven- und Muskelfunktion sowie für viele Stoffwechselprozesse wichtig sind. Wenn die Nieren geschädigt werden, ist ihre Fähigkeit zur Aufrechterhaltung dieses Gleichgewichts beeinträchtigt, was zu Elektrolytstörungen führt, die schwerwiegende Folgen für den Körper haben können.

Hyperkaliämie, oder ein erhöhter Kaliumspiegel im Blut, ist eines der besorgniserregendsten Elektrolytungleichgewichte bei Patienten mit Nierenerkrankungen. Normalerweise wird Kalium über die Nieren ausgeschieden, aber bei Nierenversagen ist diese Ausscheidung vermindert, was zu einer allmählichen Ansammlung von Kalium im Blut führt. Hyperkaliämie ist besonders gefährlich, da sie zu lebensbedrohlichen Herzrhythmusstörungen führen kann. Aus diesem Grund müssen Patienten mit Niereninsuffizienz eine kaliumreduzierte Diät einhalten, bestimmte Medikamente (wie nichtsteroidale Entzündungshemmer) meiden und regelmäßig durch Blutuntersuchungen überwacht werden.

Hypokalzämie, d.h. niedrige Kalziumwerte, und Hyperphosphatämie, d.h. zu viel Phosphor, sind ebenfalls häufig bei Patienten mit chronischen Nierenerkrankungen anzutreffen. Dies ist darauf zurückzuführen, dass die Nieren nicht in der Lage sind, Vitamin D zu aktivieren, das für die Aufnahme von Kalzium im Darm erforderlich ist, und Phosphor richtig auszuscheiden. Diese Ungleichgewichte können sich auf den Knochenstoffwechsel auswirken und zu einer renalen Osteodystrophie führen, die die Knochen schwächt und das Risiko von Knochenbrüchen erhöht. Die Behandlung dieser Ungleichgewichte umfasst die Verabreichung von Kalziumpräparaten, Phosphorchelatoren und aktiven Formen von

Vitamin D, um das Mineralgleichgewicht wiederherzustellen und langfristigen Komplikationen vorzubeugen.

Anämie: eine stille, aber schwächende Folge

Anämie ist eine häufige Komplikation der Niereninsuffizienz, insbesondere in den fortgeschrittenen Stadien. Die Nieren sind nicht nur für die Filtration von Abfallstoffen und die Regulierung des Elektrolythaushalts zuständig, sondern auch für die Produktion von Erythropoietin (EPO), einem Hormon, das die Produktion von roten Blutkörperchen im Knochenmark stimuliert. Wenn die Nierenfunktion nachlässt, sinkt die EPO-Produktion, was zu einem Rückgang der Anzahl der roten Blutkörperchen im Blut und damit zu einer verminderten Fähigkeit des Blutes, Sauerstoff zu den Geweben zu transportieren, führt.

Anämie bei Patienten mit chronischer Niereninsuffizienz äußert sich häufig durch starke Müdigkeit, Kurzatmigkeit, Schwindel und eine verminderte Fähigkeit, alltägliche Aktivitäten auszuführen. Sie trägt auch zur Verschlimmerung von Herz-Kreislauf-Erkrankungen bei, indem sie das Herz dazu zwingt, härter zu arbeiten, um den Sauerstoffmangel auszugleichen.

Die Behandlung der renalen Anämie beruht hauptsächlich auf der Verabreichung von Erythropoese-stimulierenden Mitteln (ESA), die die Funktion von EPO ersetzen, sowie von Eisenpräparaten, da ein Eisenmangel die Anämie bei diesen Patienten verschlimmern kann. Es ist auch wichtig, die Hämoglobinwerte regelmäßig zu überwachen, um die Behandlung anzupassen, da eine zu schnelle oder übermäßige Korrektur der Anämie auch unerwünschte Wirkungen haben kann.

Ein empfindliches Gleichgewicht: Interdependenz der Komplikationen

Diese drei Komplikationen - Bluthochdruck, Elektrolytstörungen und Anämie - sind keine isolierten Phänomene. Sie interagieren miteinander und verschärfen oft die negativen Auswirkungen der einen auf die andere. Beispielsweise verschlimmert Bluthochdruck die Niereninsuffizienz, was wiederum die Elektrolytstörungen verstärkt, während Anämie und Hyperkaliämie die mit dem Bluthochdruck verbundenen Herzrisiken erhöhen. Diese Zusammenhänge machen die Behandlung von Nierenerkrankungen zu einer komplexen Übung, bei der ständig das Gleichgewicht wiederhergestellt werden muss.

Kapitel 2

Der Alltag eines Pflegers auf einer nephrologischen Station

- **Die ersten Schritte auf der Station**: Sich mit der Organisation und den Besonderheiten der Station vertraut machen.

Sich mit der Organisation und den Besonderheiten einer nephrologischen Abteilung vertraut zu machen, ist ein entscheidender Schritt für jeden Neuankömmling, sei es ein Pfleger oder ein anderes Mitglied des Pflegepersonals. Die Nephrologieabteilung ist aufgrund der besonderen Bedürfnisse von Patienten mit chronischen oder akuten Nierenerkrankungen und der hochtechnischen und strengen Art der Pflege einzigartig. Das Verständnis der Organisation der Abteilung und ihrer Besonderheiten ermöglicht nicht nur eine schnelle Integration, sondern auch einen wirksamen Beitrag zur optimalen Versorgung der Patienten, wobei die Protokolle eingehalten und mit dem multidisziplinären Team zusammengearbeitet werden muss.

Eine Organisation, die auf die umfassende Betreuung von Nierenpatienten ausgerichtet ist

Die nephrologische Abteilung ist häufig in mehrere Stationen oder Bereiche unterteilt, die jeweils auf die spezifischen Bedürfnisse der Patienten ausgerichtet sind. In der Regel gibt es eine Station für stationäre Patienten mit akutem Nierenversagen oder schweren Komplikationen, einen Dialysebereich (Hämodialyse und Peritonealdialyse) und eine ambulante Betreuung für regelmäßige Konsultationen und die Behandlung von Patienten mit chronischen Nierenerkrankungen. Die einzelnen Bereiche sind miteinander verbunden, da die Patienten während ihres Behandlungsverlaufs je nach Entwicklung ihres Gesundheitszustands von einer Station zur anderen wechseln können.

Eine der wichtigsten Besonderheiten dieser Abteilung ist die sich wiederholende Art der Pflege für einige Patienten, insbesondere für Dialysepatienten. Die Hämodialysesitzungen beispielsweise finden mehrmals pro Woche statt und dauern mehrere Stunden. Diese Regelmäßigkeit der Behandlung erfordert eine gut funktionierende Organisation mit festen Zeitfenstern, strengen Protokollen für die Vorbereitung der Dialysegeräte und eine kontinuierliche Überwachung der Patienten während der Behandlung. Die Vertrautheit mit dieser Routine ist für die Pflegekraft von entscheidender Bedeutung, da jeder Schritt genau eingehalten werden muss, um einen reibungslosen Ablauf der Sitzungen zu gewährleisten und Komplikationen zu vermeiden.

Eine multidisziplinäre und koordinierte Behandlung

Eines der wichtigsten Merkmale der nephrologischen Abteilung ist die Bedeutung der Arbeit in multidisziplinären Teams. Die Behandlung von Nierenpatienten beschränkt sich nicht nur auf die Behandlung ihrer Nieren, sondern umfasst eine ganzheitliche Sicht ihrer Gesundheit. Pfleger, Krankenschwestern, Nephrologen, Diätassistenten, Psychologen, Physiotherapeuten und andere Gesundheitsexperten arbeiten eng zusammen, um eine umfassende Betreuung zu bieten, die die zahlreichen Komorbiditäten, die mit der Nierenerkrankung einhergehen, berücksichtigt.

Der Krankenpfleger spielt in dieser Organisation eine Schlüsselrolle als Dreh- und Angelpunkt der täglichen Pflege. Er ist oft der erste, der die Patienten beobachtet und auf subtile Veränderungen in ihrem Gesundheitszustand hinweist. Dazu muss er nicht nur aufmerksam sein, sondern auch die Besonderheiten der Nierenpflege beherrschen, wie die Überwachung der Diurese, die Kontrolle der Vitalfunktionen (Blutdruck, Gewicht, Wasserhaushalt) und die Vermeidung von Infektionen, insbesondere bei Patienten mit Kathetern oder arteriovenösen Fisteln.

Die Bedeutung von Wachsamkeit und Genauigkeit

Die nephrologische Abteilung erfordert eine ständige Wachsamkeit und eine hohe Genauigkeit bei der Ausführung der Aufgaben. Dialysepatienten zum Beispiel haben oft ein hohes Risiko für Komplikationen wie Hypotonie, Krämpfe oder

Infektionen, die mit den vaskulären Zugangsvorrichtungen verbunden sind. Um diese Risiken zu minimieren, muss jeder Handgriff präzise sein und jeder Parameter sorgfältig kontrolliert werden. Dies setzt voraus, dass Sie die Protokolle kennen, die Alarme und Warnsignale verstehen und schnell reagieren können, wenn ein Problem auftritt.

Der Umgang mit medizinischen Geräten wie Kathetern oder Dialysemaschinen ist ein integraler Bestandteil der Arbeit in der Nephrologie. Das Pflegepersonal muss in der Verwendung und Handhabung dieser speziellen Geräte geschult werden, insbesondere in Bezug auf die Sterilisation, die Pflege von Fisteln und die Vermeidung von nosokomialen Infektionen. Die strikte Einhaltung der Hygieneverfahren ist von entscheidender Bedeutung, da Dialysepatienten häufig immunsupprimiert und besonders anfällig für Infektionen sind.

Begleitung und therapeutische Erziehung von Patienten

Ein weiterer grundlegender Aspekt der Organisation der nephrologischen Abteilung ist die langfristige Betreuung der Patienten, insbesondere derjenigen mit chronischer Niereninsuffizienz. Diese Patienten werden oft regelmäßig ins Krankenhaus eingewiesen oder kommen häufig zur Dialyse. Die Nierenerkrankung erfordert eine erhebliche Veränderung des Lebensstils und die Pflegekraft spielt eine wesentliche Rolle bei der therapeutischen Ausbildung der Patienten.

Es geht nicht nur um technische Pflege, sondern auch darum, dem Patienten zu helfen, seine Krankheit und ihre Behandlung zu verstehen. Beispielsweise kann der Pfleger erklären, wie wichtig es ist, die Ernährungsempfehlungen (insbesondere zur Begrenzung der Salz-, Kalium- oder Phosphoraufnahme) oder die Trinkmengenbeschränkungen zu befolgen und die Warnzeichen für Komplikationen zu erkennen. Durch diese erzieherische Dimension trägt der Pfleger dazu bei, den Patienten zu befähigen, die Therapietreue zu erhöhen und die Lebensqualität langfristig zu verbessern.

Emotionales und relationales Management

Schließlich ist der Aspekt der Beziehungen und Emotionen ein wichtiger Teil der Organisation des Dienstes. Nephrologische Patienten, insbesondere Dialysepatienten, erleben oft Zeiten der Entmutigung, Angst oder Frustration angesichts der schweren Behandlungen und der Ungewissheit über ihren Gesundheitszustand. Die nephrologische Abteilung ist daher ein Ort, an dem das Pflegepersonal großes Einfühlungsvermögen und ständige Unterstützung benötigt.

Durch seine tägliche Nähe zu den Patienten wird der Pfleger oft zu einem beruhigenden Bezugspunkt für diese. Er trägt aktiv dazu bei, eine Umgebung des Vertrauens und des Wohlwollens zu schaffen, die unerlässlich ist, um den Patienten zu helfen, schwierige Momente zu überwinden und ihren Behandlungsweg zu akzeptieren. Diese emotionale Begleitung ist ein wesentlicher Aspekt der nephrologischen Betreuung, da sie einen direkten Einfluss auf das Wohlbefinden der Patienten und ihre Fähigkeit, mit ihrer Krankheit zu leben, hat.

- **Der Empfang und die Unterbringung des Patienten**: Die Bedeutung von physischem und psychologischem Komfort.

Der physische und psychologische Komfort der Patienten ist ein wesentlicher Aspekt der Pflege, insbesondere in einer so anspruchsvollen Abteilung wie der Nephrologie. Patienten mit Nierenerkrankungen, sei es chronische Niereninsuffizienz, Glomerulonephritis oder andere Nierenerkrankungen, sind mit langwierigen, sich wiederholenden und manchmal invasiven Behandlungen konfrontiert, die ihr körperliches und geistiges Wohlbefinden stark beeinträchtigen können. In diesem

Zusammenhang darf die Bedeutung des Komforts, sowohl in physischer als auch in psychologischer Hinsicht, nicht unterschätzt werden, da er eine entscheidende Rolle für die Lebensqualität der Patienten und die Einhaltung der Pflege spielt.

Physischer Komfort: Linderung von Leiden und Vermeidung von Komplikationen

Körperlicher Komfort ist einer der ersten Aspekte, die bei der Behandlung von Nephrologiepatienten berücksichtigt werden müssen. Nierenpatienten, insbesondere Dialysepatienten, verbringen viele Stunden bewegungslos, oft mehrmals pro Woche, und sind an eine Maschine angeschlossen, die vorübergehend die Funktion ihrer Nieren ersetzt. Diese lange Immobilität kann zu Muskelschmerzen, Unwohlsein im Rücken, in den Armen und Beinen sowie zu starker Müdigkeit führen. Dazu gehören die richtige Positionierung des Patienten in seinem Bett oder Stuhl, die Anpassung von Kissen und Gliedmaßenstützen und das Anbieten von Lösungen zur Linderung von Muskelverspannungen.

In der Nephrologie beschränkt sich der körperliche Komfort nicht nur auf die Körperhaltung. Er umfasst auch die Behandlung von Schmerzen, die bei diesen Patienten ein wiederkehrendes Problem sein können. Muskelkrämpfe zum Beispiel sind bei Dialysepatienten aufgrund der durch die extrakorporale Filtration verursachten Elektrolytverschiebungen häufig. Der Pfleger muss auf diese Erscheinungen achten und schnell reagieren, indem er die Position des Patienten anpasst oder lindernde Maßnahmen wie Massagen oder warme Kompressen anwendet. Auch die Hautpflege, insbesondere bei bettlägerigen oder dialysepflichtigen Patienten, ist von entscheidender Bedeutung, um Druckgeschwüren und Hautreizungen vorzubeugen.

Die regelmäßige Überwachung der medizinischen Geräte trägt ebenfalls zu diesem Komfort bei. Beispielsweise benötigen

Patienten mit arteriovenösen Fisteln, die für die Hämodialyse unerlässlich sind, eine sorgfältige Pflege, um Infektionen oder Thrombosen zu verhindern. Ein schlecht gepflegter Katheter kann Schmerzen und schwere Komplikationen verursachen, was sich direkt auf den Komfort des Patienten auswirkt. Die Wachsamkeit und die sorgfältige Pflege der Gefäßzugänge sind ein wesentlicher Bestandteil der Aufrechterhaltung eines optimalen körperlichen Komforts.

Psychologischer Komfort: Beruhigung von Ängsten und Unterstützung der Moral

Das psychologische Wohlbefinden der Patienten ist genauso wichtig, wenn nicht sogar noch wichtiger als ihr physisches Wohlbefinden. Mit einer chronischen Nierenerkrankung zu leben, sich schweren und wiederholten Behandlungen wie der Dialyse zu unterziehen oder auf eine Nierentransplantation zu warten, sind Situationen, die große Ängste, Unsicherheit und manchmal Entmutigung hervorrufen. Psychologischer Stress kann sich verschlimmern, wenn sich die Patienten isoliert oder in ihrem Leiden unverstanden fühlen. Hier kommt der menschlichen und einfühlsamen Begleitung durch den Pfleger eine entscheidende Rolle zu.

Psychologischer Komfort wird in erster Linie durch eine beruhigende Präsenz erreicht. Allein die Tatsache, dass man ein offenes Ohr für die Sorgen des Patienten hat, seine Fragen beantwortet oder ihm in Ruhe die Schritte der Pflege erklärt, kann viel dazu beitragen, die Angst zu mindern. In der Nephrologie, wo die Patienten oft strengen Diäten, Wassereinschränkungen oder sich wiederholenden Behandlungen unterworfen sind, besteht die Rolle der Pflegekraft auch darin, an die Behandlungsziele zu erinnern, den Patienten zu ermutigen, seine Bemühungen fortzusetzen und die kleinen Siege im Alltag hervorzuheben. Diese ständige Begleitung schafft ein vertrauensvolles Umfeld, in dem sich der Patient unterstützt fühlt.

Die Vertrautheit mit dem Patienten spielt auch eine wesentliche Rolle bei der Aufrechterhaltung des psychologischen Komforts. In der Nephrologie, wo die Patienten regelmäßig zur Behandlung kommen, wird eine menschliche Beziehung zu den Pflegekräften aufgebaut. Dieses Vertrauensverhältnis, das auf Einfühlungsvermögen und Verständnis für die individuellen Bedürfnisse beruht, gibt den Patienten das Gefühl, anerkannt zu sein, gehört zu werden und eine persönliche Betreuung zu erhalten. Dies gilt insbesondere für chronische Patienten, die langfristig mit ihrer Krankheit leben müssen. Das Wissen, dass sie sich auf aufmerksame und wohlwollende Pflegekräfte verlassen können, hilft ihnen, ihren Zustand besser zu akzeptieren und mit weniger Angst an die Pflege heranzugehen.

Psychologischer Komfort bedeutet schließlich, dass die emotionale Dimension der Nierenerkrankung berücksichtigt werden muss. Patienten können manchmal mit der Frustration konfrontiert werden, dass sich ihr Gesundheitszustand trotz der Pflege verschlechtert, oder mit der Angst, dass eine Transplantation nicht rechtzeitig erfolgen kann. Manche Menschen können auch ein Gefühl des Autonomieverlustes oder sogar der Abhängigkeit entwickeln, was ihre Moral beeinträchtigen kann. Der Pfleger kann durch seine regelmäßige Anwesenheit und seine psychologische Unterstützung helfen, diese schwierigen Momente zu überwinden, indem er aktiv zuhört und emotionale Unterstützung bietet. Manchmal geht es auch nur darum, einen Raum zu schaffen, in dem der Patient seine Ängste oder Zweifel ausdrücken kann, ohne zu urteilen, aber mit Empathie.

Die Wechselwirkung zwischen physischem und psychologischem Komfort

Physisches und psychologisches Wohlbefinden sind untrennbar miteinander verbunden und verstärken sich gegenseitig. Ein Patient, der sich körperlich wohl fühlt, ist eher in der Lage, die psychologischen Herausforderungen seiner Krankheit zu bewältigen. Umgekehrt wird ein Patient, dessen Sorgen und Ängste gelindert werden, besser mit den körperlichen Beschwerden umgehen können, die mit seiner Behandlung verbunden sind. Die Pflege muss daher ganzheitlich betrachtet werden, wobei die Interdependenz dieser beiden Dimensionen zu berücksichtigen ist.

In diesem Zusammenhang spielt der Pfleger eine wesentliche Rolle, indem er einen wohlwollenden und ganzheitlichen Ansatz bei der Pflege verfolgt. Beispielsweise eine ruhige und beruhigende Umgebung zu schaffen, das Licht oder die Raumtemperatur anzupassen und dafür zu sorgen, dass der Patient während der Dialyse angenehme Ablenkungen hat (wie ein Buch, Musik oder die Möglichkeit, sich mit jemandem zu unterhalten), trägt dazu bei, das psychische Wohlbefinden zu verbessern und gleichzeitig die unmittelbaren körperlichen Bedürfnisse zu befriedigen.

- **Zusammenarbeit mit dem multidisziplinären Team**: Synergie mit Krankenpflegern, Nephrologen, Ernährungsberatern und Physiotherapeuten.

Die Zusammenarbeit mit Krankenpflegern, Nephrologen, Diätassistenten und Physiotherapeuten ist eine wesentliche Voraussetzung für eine umfassende und kohärente Betreuung der Patienten in der nephrologischen Abteilung. Die Art der Nierenerkrankungen und ihre zahlreichen Komplikationen erfordern einen multidisziplinären Ansatz, bei dem jeder Gesundheitsexperte sein spezifisches Fachwissen einbringt. Die Effektivität dieser Zusammenarbeit hängt jedoch nicht nur von der Komplementarität der Kompetenzen ab, sondern vor allem von der Kommunikation und Koordination zwischen den verschiedenen Mitgliedern des Gesundheitsteams.

Die Schlüsselrolle der Pflegekraft in der Synergie der Pflege

Der Pfleger nimmt in dieser Teamarbeit eine zentrale Position ein. Seine ständige Nähe zu den Patienten macht ihn zum ersten

Beobachter ihres täglichen Zustands. Er ist oft der Erste, der subtile Veränderungen im physischen oder psychischen Zustand des Patienten erkennt, seien es Anzeichen von Müdigkeit, Angst, Schmerzen oder Komplikationen wie Ödeme oder Veränderungen des Blutdrucks. Diese Beobachtungen sind von entscheidender Bedeutung und müssen den Krankenschwestern, Nephrologen und anderen Teammitgliedern umgehend mitgeteilt werden, damit sie die Behandlung oder Pflege entsprechend anpassen können.

Die Rolle des Krankenpflegehelfers beschränkt sich nicht auf die Überwachung der Patienten. Er ist auch für viele grundlegende Pflegemaßnahmen verantwortlich, wie z.B. die Körperpflege, die Lagerung des Patienten und die Überwachung der Vitalwerte (Blutdruck, Gewicht, Diurese). Jede Handlung und jede Information, die gesammelt wird, ist für die Entwicklung des Patienten von entscheidender Bedeutung und muss mit dem Pflegeteam geteilt werden. Diese Informationsweitergabe erfolgt sowohl bei mündlichen Übergaben an den Schichtwechsel als auch durch Notizen in der Krankenakte des Patienten. Die Klarheit und Genauigkeit dieser Informationen ist entscheidend, damit das Team reibungslos arbeiten und fundierte Entscheidungen treffen kann.

Enge Zusammenarbeit mit den Krankenschwestern

Die Zusammenarbeit zwischen Krankenpflegehelfern und Krankenschwestern ist besonders eng. Diese beiden Berufsgruppen arbeiten Seite an Seite, um die tägliche Versorgung der Patienten zu gewährleisten. Während die Krankenschwester sich auf die technische und medizinische Pflege konzentriert, wie z.B. die Verwaltung der Medikamente, die Überwachung der Infusionen oder der Gefäßzugänge für die Dialyse, ist die Pflegekraft oft für die eher praktischen und zwischenmenschlichen Aspekte der Pflege zuständig.

Diese Rollenunterscheidung darf jedoch nicht zu Barrieren führen. Die Pflegekraft und der Krankenpfleger müssen sich ständig austauschen, um eine kohärente und umfassende Pflege zu gewährleisten. Beispielsweise kann der Pfleger den Krankenpfleger auf frühe Anzeichen von Komplikationen hinweisen (z.B. niedriger Blutdruck während einer Dialysebehandlung) oder den Krankenpfleger darüber informieren, dass der Patient Schmerzen oder Unwohlsein geäußert hat. Im Gegenzug kann die Krankenschwester die Pflegekraft anleiten, welche Anpassungen bei der täglichen Pflege vorzunehmen sind, insbesondere im Hinblick auf eine besondere Überwachung oder spezifische Vorsichtsmaßnahmen, die zu treffen sind.

Interaktion mit Nephrologen: eine wichtige Verbindung

Der Nephrologe ist der Facharzt, der die gesamte Behandlung des Patienten beaufsichtigt. Seine Aufgabe ist es, das Fortschreiten der Nierenerkrankung zu beurteilen, Behandlungen zu verschreiben und notwendige Anpassungen zu entscheiden. Obwohl der Pfleger nicht direkt in die medizinischen Entscheidungen eingreift, ist seine Rolle als Beobachter entscheidend, um dem Nephrologen wertvolle Informationen über den Zustand des Patienten zu liefern. Wenn ein Patient beispielsweise Anzeichen eines Flüssigkeitsungleichgewichts (wie Ödeme oder eine verminderte Diurese) zeigt oder über abnormale Müdigkeit klagt, kann dies auf eine Verschlechterung der Niereninsuffizienz oder die Notwendigkeit einer Anpassung der Dialyse hinweisen.

Durch die Zusammenarbeit mit den Nephrologen ist der Pflegehelfer indirekt an der Optimierung der Behandlungen beteiligt. Bei Arztbesuchen oder Teamsitzungen werden die Beobachtungen des Pflegers berücksichtigt, um die Therapieentscheidungen zu verfeinern. Diese Zusammenarbeit beruht auf gegenseitigem Vertrauen und der Anerkennung der Schlüsselrolle, die jede Fachkraft bei der Behandlung des Patienten spielt.

Beitrag von Diätassistenten: Eine Partnerschaft für die Ernährung

Die Ernährung spielt eine zentrale Rolle bei der Behandlung von Nierenerkrankungen, da die Patienten häufig strenge Diäten einhalten müssen, um die Aufnahme von Salz, Kalium, Phosphor und Eiweiß zu kontrollieren. Der Ernährungsberater ist in Zusammenarbeit mit dem Nephrologen dafür verantwortlich, Ernährungspläne zu entwerfen, die auf die spezifischen Bedürfnisse jedes Patienten zugeschnitten sind. Um diese Empfehlungen effektiv umzusetzen, ist jedoch eine enge Zusammenarbeit mit dem Pfleger erforderlich.

Der Pfleger steht an vorderster Front, wenn es darum geht, dass die Patienten sich an die Diätvorschriften halten. Er muss nicht nur die Nahrungsaufnahme überwachen, sondern dem Patienten auch häufig die Gründe für die Einschränkungen erklären und ihn daran erinnern. So kann beispielsweise bei einem Dialysepatienten ein Kaliumüberschuss zu ernsthaften Komplikationen wie Herzproblemen führen. Der Pfleger muss daher wachsam sein und auf Abweichungen oder Schwierigkeiten hinweisen, die der Patient bei der Einhaltung seiner Diät haben könnte. Im Gegenzug kann der Diätspezialist die Empfehlungen auf der Grundlage der Beobachtungen des Pflegers über den Appetit oder die Entwicklung des Ernährungszustands des Patienten anpassen.

Zusammenarbeit mit Physiotherapeuten: Optimierung der Mobilität von Patienten

Patienten mit Nierenerkrankungen, insbesondere Dialysepatienten, leiden häufig unter chronischer Müdigkeit, Mobilitätsverlust und Muskelabbau aufgrund von Inaktivität oder unausgewogener Ernährung. Die Rolle des Physiotherapeuten ist daher von wesentlicher Bedeutung, um diesen Patienten zu helfen, ihre körperliche Kraft und Mobilität zu erhalten und

Komplikationen zu verhindern, die mit Immobilität verbunden sind, wie z.B. Druckgeschwüre oder Venenthrombosen.

Der Krankenpflegehelfer arbeitet mit dem Physiotherapeuten zusammen, um die Patienten zu ermutigen, einfache Mobilisierungsübungen durchzuführen, sei es im Bett, im Stuhl oder beim Gehen. Manchmal assistiert der Pflegehelfer dem Physiotherapeuten direkt bei den Rehabilitationssitzungen. Zwischen den Besuchen des Physiotherapeuten stellt er auch die Kontinuität der Pflege sicher, indem er den Patienten bei ihren täglichen Übungen hilft, sie regelmäßig mobilisiert oder darauf achtet, dass sie ihre Position ändern, um Komplikationen zu vermeiden, die mit einer längeren Bettlägerigkeit verbunden sind. Diese Zusammenarbeit führt zu einer besseren körperlichen Erholung und zu einer Verbesserung des allgemeinen Wohlbefindens der Patienten.

Kapitel 3

Die richtige Grundversorgung für nephrologische Patienten

- **Körperpflege und Hygiene des Patienten**: Umgang mit empfindlicher Haut und Vermeidung von Druckgeschwüren.

Der Umgang mit empfindlicher Haut und die Vermeidung von Druckgeschwüren sind entscheidende Elemente der Patientenpflege, insbesondere in der nephrologischen Abteilung, in der viele Patienten bettlägerig, dialysepflichtig oder in ihrer Mobilität eingeschränkt sind. Diese Situationen erhöhen das Risiko von Hautkomplikationen wie Dekubitus erheblich, die nicht nur starke Schmerzen verursachen können, sondern auch zu schweren Infektionen führen und den Allgemeinzustand des Patienten beeinträchtigen können. Für eine Pflegekraft ist die sorgfältige Überwachung der Haut und die Umsetzung geeigneter Präventionsstrategien von entscheidender Bedeutung, um die Integrität der Haut zu schützen und die Lebensqualität der Patienten zu verbessern.

Verständnis der Hautbrüchigkeit bei nephrologischen Patienten

Patienten mit chronischen Nierenerkrankungen, insbesondere Dialysepatienten, haben aufgrund einer Reihe von Faktoren oft eine empfindlichere Haut. Die Ansammlung von Toxinen im Blut aufgrund der eingeschränkten Nierenfunktion kann die Struktur und Funktion der Haut verändern, wodurch sie trockener, dünner und anfälliger für Irritationen wird. Häufige Elektrolytverschiebungen und die eingeschränkte Flüssigkeitszufuhr führen oft zu einer Austrocknung der Haut, wodurch sie anfälliger für Verletzungen wird.

Die Hautanfälligkeit wird durch lange Bettlägerigkeit verstärkt, insbesondere bei Patienten mit fortgeschrittener Nierenerkrankung oder nach schweren Eingriffen. Die Immobilität in Kombination mit dem ständigen Druck auf bestimmte Körperbereiche, insbesondere Fersen, Gesäß und Ellbogen, erhöht das Risiko der Bildung von Druckgeschwüren, auch bekannt als Dekubitus. Diese Wunden entstehen, wenn die

Blutzirkulation in einem Bereich mit anhaltendem Druck beeinträchtigt wird, was zu einer Nekrose des Gewebes führt.

Die Bedeutung der Vermeidung von Druckgeschwüren

Die Vermeidung von Druckgeschwüren ist ein wichtiges Thema bei der Pflege von gebrechlichen Patienten. Einmal entstandene Wunden können schwer zu behandeln sein, insbesondere bei Dialysepatienten, die aufgrund der Ansammlung von Toxinen, Unterernährung oder Durchblutungsstörungen häufig unter Wundheilungsstörungen leiden. Die Vermeidung von Druckgeschwüren ist daher nicht nur eine Priorität, um den Komfort und die Gesundheit des Patienten zu erhalten, sondern auch, um ernsthafte Komplikationen wie Infektionen zu vermeiden, die sich schnell ausbreiten können.

Präventionsstrategien: regelmäßige Mobilisierung

Eines der wirksamsten Mittel zur Vermeidung von Druckgeschwüren ist die Verringerung des Drucks auf die gefährdeten Bereiche durch regelmäßige Mobilisierung der Patienten. Bettlägerige oder in ihrer Mobilität eingeschränkte Patienten sollten mindestens alle zwei Stunden in eine andere Position gebracht werden, um die Entstehung von Druckstellen zu vermeiden. Diese Aufgabe wird häufig von der Pflegekraft übernommen, die den Patienten regelmäßig neu positioniert und dabei darauf achtet, dass die Bewegungen sanft ausgeführt werden, um keine Mikroverletzungen der Haut zu verursachen.

Mobilisierung bedeutet nicht nur, die Position des Patienten im Bett zu verändern. Es kann auch bedeuten, ihm beim Aufstehen und Gehen zu helfen, wenn dies möglich ist, oder ihn in einen Rollstuhl zu setzen. Diese Art der aktiven Mobilisierung, sofern sie durchführbar ist, regt die Blutzirkulation an und stärkt die Muskelkraft, wodurch das Risiko von Druckgeschwüren verringert und gleichzeitig der Allgemeinzustand des Patienten verbessert wird. Bei Patienten, die sich nicht selbst bewegen können, muss der Pfleger geeignete Techniken anwenden, manchmal in Zusammenarbeit mit Physiotherapeuten, um zu vermeiden, dass zu lange Druckstellen entstehen.

Verwendung von Vorbeugungsmaßnahmen: Antidekubitusmatratzen und -kissen

Zusätzlich zu den Positionsänderungen ist die Verwendung von geeigneten Hilfsmitteln wie Luftmatratzen oder Antidekubituskissen wichtig, um den Druck auf die gefährdeten Bereiche zu verringern. Diese Hilfsmittel verteilen das Körpergewicht gleichmäßiger und entlasten die am meisten gefährdeten Druckpunkte. Luftmatratzen z.B. wechseln die Druckzonen durch Ein- und Ausatmen und helfen so, eine ausreichende Blutzirkulation im Hautgewebe aufrechtzuerhalten.

Der Pfleger ist häufig dafür verantwortlich, den Zustand dieser Hilfsmittel zu überprüfen, sie gegebenenfalls anzupassen und sicherzustellen, dass sie ordnungsgemäß verwendet werden. Er kann auch die Verwendung zusätzlicher Kissen oder Stützen, wie Fersenkissen oder Ellenbogenschützer, empfehlen, um besonders empfindliche Bereiche bei bestimmten Patienten zu schützen.

Hautpflege: Feuchtigkeitsversorgung und genaue Beobachtung

Ein weiterer wichtiger Aspekt der Dekubitusprävention ist die tägliche Pflege der Haut. Bei nephrologischen Patienten neigt die Haut zu Trockenheit und Dehydrierung, was sie anfälliger für Irritationen und Risse macht. Daher ist die regelmäßige Anwendung von Feuchtigkeitscremes oder Weichmachern zur Erhaltung der Geschmeidigkeit der Haut von entscheidender Bedeutung. Vermeiden Sie übermäßige Reibung, besonders in den gefährdeten Bereichen.

Auch die Hygiene ist ein wesentlicher Faktor bei der Vermeidung von Druckgeschwüren. Die Pflegekraft sollte darauf achten, dass die Haut sauber und trocken ist, insbesondere nach dem Waschen oder bei Inkontinenz. Längere Feuchtigkeit kann die Hautbarriere schwächen und zu Mazeration führen, was das Risiko von Druckgeschwüren erhöht. Die für die Körperpflege verwendeten Produkte sollten mild und für empfindliche Haut geeignet sein, um zusätzliche Reizungen zu vermeiden.

Darüber hinaus ist die sorgfältige Beobachtung der Haut ein wesentlicher Bestandteil der Rolle der Pflegekraft. Die regelmäßige Untersuchung von Risikobereichen wie Fersen, Gesäß, Hüften und Ellbogen ist unerlässlich, um die ersten Anzeichen eines Dekubitus zu erkennen. Eine anhaltende Rötung, ein warmer oder kalter Bereich oder eine beginnende Hautverletzung sind Warnsignale, die sofort der Pflegekraft oder dem Arzt mitgeteilt werden müssen. Ein frühzeitiges Eingreifen ist oft der Schlüssel, um zu verhindern, dass sich diese Anzeichen zu tieferen und schwerer zu behandelnden Geschwüren entwickeln.

Ein umfassender Ansatz zur Pflege

Die Vermeidung von Druckgeschwüren ist nicht auf technische Maßnahmen oder die Verwendung spezieller Geräte beschränkt. Sie ist Teil eines ganzheitlichen Pflegeansatzes, der das physische und psychische Wohlbefinden des Patienten berücksichtigt. Um einen Patienten wirksam vor Druckgeschwüren zu schützen, ist es wichtig, dass er gut ernährt und hydriert ist und dass sein Allgemeinzustand sorgfältig überwacht wird. Die Pflegekraft spielt eine entscheidende Rolle in diesem ganzheitlichen Ansatz, indem sie sich nicht nur um die Haut des Patienten kümmert, sondern auch um seinen Komfort, seine Mobilität, seine Ernährung und seine Moral.

- **Unterstützung der Mobilität und Vorbeugung von Verlust der Selbständigkeit**: Mobilisierungstechniken und angepasste Übungen.

Mobilisierungstechniken und angepasste Übungen spielen eine zentrale Rolle bei der Behandlung von Patienten mit Nierenerkrankungen, insbesondere wenn sie bettlägerig sind, eine Dialyse benötigen oder unter Mobilitätseinschränkungen leiden. Regelmäßige Mobilisierung und Bewegung sind entscheidend für die Vermeidung einer Vielzahl von Komplikationen wie Dekubitus, tiefe Venenthrombosen, Muskelabbau und Atemstörungen. In der Nephrologie, wo die Patienten oft lange und anstrengende Behandlungen wie die Dialyse über sich ergehen lassen müssen, ist eine gewisse körperliche Aktivität nicht nur für den Körper, sondern auch für das psychische Wohlbefinden von Vorteil.

Die Bedeutung der Mobilisierung für nephrologische Patienten

Patienten mit Niereninsuffizienz, ob in der Hämodialyse oder im fortgeschrittenen Stadium der Krankheit, können sich oft erschöpft und geschwächt fühlen und allmählich ihre Mobilität verlieren. Dieser Mobilitätsverlust kann auf chronische Müdigkeit, krankheitsbedingte Muskelschwäche oder lange Bettlägerigkeit zurückzuführen sein. Inaktivität ist jedoch ein Teufelskreis: Je länger ein Patient bewegungslos bleibt, desto mehr verschlechtert sich seine körperliche Verfassung, was die Erholung noch schwieriger macht. Mobilisierung und angepasste körperliche Übungen sind daher wichtig, um diesem Effekt entgegenzuwirken, die Muskelkraft zu erhalten und die Blutzirkulation zu fördern.

Für einen Pflegehelfer ist die Mobilisierung von Patienten eine entscheidende tägliche Aufgabe. Dabei geht es nicht nur darum, den Patienten in seinem Bett zu bewegen oder neu zu positionieren, sondern auch darum, ihn zu ermutigen, sich entsprechend seiner Fähigkeiten aktiv zu beteiligen. Das Ziel ist es, ein möglichst hohes Maß an Selbstständigkeit zu erhalten und gleichzeitig die Sicherheit und den Komfort des Patienten zu gewährleisten.

Passive und aktive Mobilisierungstechniken

Mobilisierungstechniken lassen sich in zwei Hauptkategorien unterteilen: die passive Mobilisierung, bei der der Helfer dem Patienten direkt hilft, sich zu bewegen, und die aktive Mobilisierung, bei der der Patient ermutigt wird, selbst Bewegungen auszuführen.

Passive Mobilisierung wird häufig bei Patienten angewendet, die ganz oder teilweise nicht in der Lage sind, sich selbst zu bewegen, wie z.B. bettlägerige Patienten oder Patienten, die unter starken Schmerzen leiden. In diesen Fällen führt der Pfleger sanfte und kontrollierte Bewegungen an den Gliedmaßen des Patienten aus, um Gelenksteifheit zu verhindern, die Flexibilität der Muskeln zu erhalten und die Blutzirkulation anzuregen. Dazu können Beugungen und Streckungen der Arme und Beine, sanfte Drehungen der Fußgelenke, Ellbogen oder Handgelenke sowie Übungen zur Lockerung der Hüften und Schultern gehören. Diese einfachen Maßnahmen sind wichtig, um Muskelverspannungen zu vermeiden und die Beweglichkeit der Gelenke zu erhalten, selbst bei Patienten, die nicht aufstehen können.

Bei der **aktiven Mobilisierung** wird der Patient ermutigt, seine eigenen Bewegungen auszuführen, mit oder ohne Unterstützung des Pflegers. Für manche Patienten sind dies einfache Bewegungen wie das Heben und Senken der Arme oder das Beugen der Knie in sitzender oder liegender Position. Bei anderen, die mobiler sind, kann es sich um sanfte Kräftigungsübungen, Dehnungsbewegungen oder kurze Spaziergänge im Flur handeln. Das Ziel der aktiven Mobilisierung ist es, die Muskelaktivität zu stimulieren, die Blutzirkulation zu verbessern und die kardiorespiratorische Funktion so weit wie möglich zu erhalten.

Geeignete Übungen: Erhaltung von Kraft und Flexibilität

Die geeigneten Übungen für nephrologische Patienten variieren je nach Gesundheitszustand, Ermüdungsniveau und Bewegungsfähigkeit. Es gibt jedoch einfache Übungen, die auch von geschwächten Patienten im Bett oder in sitzender Position durchgeführt werden können. Diese Übungen werden häufig in Zusammenarbeit mit einem Physiotherapeuten durchgeführt, aber der Pfleger spielt eine Schlüsselrolle bei der Sicherstellung der Kontinuität und Regelmäßigkeit der Übungen.

Übungen zur **Stärkung** der Muskulatur sind wichtig, um die Muskelmasse zu erhalten, insbesondere bei Dialysepatienten, die oft zu einem allmählichen Muskelschwund neigen. Diese Übungen können Beuge- und Streckbewegungen der Beine und Arme, Beinheben im Liegen oder die Verwendung von Gummibändern als sanfter Widerstand zu den Bewegungen beinhalten. Diese Übungen helfen, die Muskelkraft zu erhalten, was für die Unabhängigkeit der Patienten bei ihren täglichen Aktivitäten wie Aufstehen oder Gehen von entscheidender Bedeutung ist.

Atemübungen sind auch für bettlägerige Patienten oder solche mit eingeschränkter Atemkapazität wichtig. Tiefe Atemübungen, wie langsames Einatmen gefolgt von langem Ausatmen, helfen, die Lungenfunktion zu verbessern, Atemwegsinfektionen zu verhindern und das Blut effizienter mit Sauerstoff zu versorgen. Die Ermutigung der Patienten zu regelmäßigen Atemübungen ist von entscheidender Bedeutung, insbesondere nach einer längeren Zeit der Immobilität.

Sanfte Dehnungsübungen halten die Muskeln und Gelenke geschmeidig. Diese Bewegungen helfen, Muskelsteifheit zu vermeiden und Gelenkschmerzen vorzubeugen, die oft nach Zeiten der Inaktivität auftreten. Sie können Streckübungen für Arme und Beine, sanfte Drehungen der Handgelenke und

Fußgelenke sowie Dehnungen des Rückens und der Schultern umfassen, um angesammelte Verspannungen zu lockern.

Die Bedeutung von Autonomie und Motivation

Für nephrologische Patienten ist die Aufrechterhaltung eines gewissen Maßes an Autonomie von entscheidender Bedeutung, nicht nur in physischer, sondern auch in psychologischer Hinsicht. Angemessene Übungen und regelmäßige Mobilisierung helfen den Patienten, ihre Fähigkeit zur Durchführung einfacher Handlungen wie Aufstehen und Umhergehen zu erhalten, was ihnen ein Gefühl der Kontrolle über ihren Körper und ihren Gesundheitszustand vermittelt. Die Ermutigung der Patienten, sich aktiv an ihrer Rehabilitation zu beteiligen, ist eine Möglichkeit, sie zu motivieren, in ihrem eigenen Pflegeprozess engagiert zu bleiben.

Der Pfleger spielt in dieser Dynamik eine Schlüsselrolle. Es geht nicht nur darum, den Patienten körperlich zu führen, sondern auch darum, ihn zu ermutigen, zu beruhigen und ihm Vertrauen in seine Fähigkeiten zu geben. Einige Patienten, insbesondere solche, die unter krankheitsbedingten Ängsten oder Depressionen leiden, sind möglicherweise nicht bereit, sich zu bewegen oder sich anzustrengen. In diesen Fällen ist es wichtig, ihre Vorbehalte zu verstehen und einfache, leicht zugängliche Übungen vorzuschlagen und gleichzeitig die langfristigen Vorteile körperlicher Aktivität zu betonen.

Sicherheit geht vor: Begleitung ohne Risiko

Mobilisicrung und körperliche Übungen sollten immer unter Berücksichtigung der Fähigkeiten und Grenzen des Patienten durchgeführt werden. Es ist wichtig, sanft und vorsichtig vorzugehen und sicherzustellen, dass der Patient keine Schmerzen oder Unannehmlichkeiten verspürt. Der Helfer sollte sicherstellen, dass die Bewegungen korrekt ausgeführt werden, übermäßige Anstrengungen vermeiden, die zu einem Sturz oder einer Verletzung führen könnten, und auf Anzeichen von Müdigkeit oder Unwohlsein beim Patienten achten.

Wenn Patienten zum Aufstehen oder Gehen mobilisiert werden, muss der Helfer sicherstellen, dass die Umgebung sicher ist: Der Boden muss frei sein, der Patient muss richtig gestützt werden und, falls erforderlich, müssen Hilfsmittel wie Gehhilfen oder Rollstühle verwendet werden, um die Stabilität des Patienten zu gewährleisten.

- **Überwachung der Vitalwerte**: Blutdruckmessung, Messung der Diurese, Verwaltung des Wasserhaushalts.

Die Blutdruckmessung, die Messung der Diurese und die Verwaltung des Wasserhaushalts sind drei wesentliche Aufgaben bei der täglichen Überwachung von nephrologischen Patienten. Diese Parameter stehen in engem Zusammenhang mit der Nierengesundheit und der Fähigkeit der Nieren, den Flüssigkeitshaushalt und den Blutdruck im Körper zu regulieren. Eine sorgfältige und strenge Überwachung dieser Parameter ermöglicht nicht nur die Überwachung des Fortschritts der Nierenerkrankung, sondern auch die Vorbeugung und Früherkennung schwerwiegender Komplikationen wie Bluthochdruck, Ödeme oder Dehydrierung. Als Pflegekraft ist es für die Sicherheit und das Wohlbefinden der Patienten von entscheidender Bedeutung, im Umgang mit diesen Aspekten geschult und wachsam zu sein.

Blutdruckmessung: ein Schlüsselindikator in der Nephrologie

Die Messung des Blutdrucks ist ein tägliches Muss in der Nephrologie, da Bluthochdruck eine der Hauptursachen und Folgen von Nierenerkrankungen ist. Die Nieren spielen eine zentrale Rolle bei der Regulierung des Blutdrucks und jede Nierenfunktionsstörung kann zu Störungen in diesem System führen. Ein hoher Blutdruck kann das Fortschreiten der Niereninsuffizienz beschleunigen, während ein niedriger

Blutdruck, insbesondere während der Dialyse, zu Unwohlsein und ernsthaften Komplikationen führen kann.

Bei der Blutdruckmessung muss der Pfleger darauf achten, dass die Messung unter optimalen Bedingungen erfolgt, um zuverlässige Messungen zu erhalten. Der Patient muss sitzen oder liegen, mehrere Minuten lang ruhen und der Messarm muss auf Herzhöhe gestützt sein. Die Verwendung einer Manschette in der richtigen Größe ist ebenfalls wichtig, um Messfehler zu vermeiden. Jede Messung muss genau in der Patientenakte festgehalten werden, da sie zur Anpassung der Behandlung und zur Beurteilung des allgemeinen Gesundheitszustands dient.

Bei der Dialyse ist die Blutdruckmessung vor, während und nach der Behandlung besonders kritisch. Während der Dialyse kann es aufgrund des Verlustes an Blutvolumen, der mit der Entfernung überschüssiger Flüssigkeit verbunden ist, zu einem raschen Abfall des Blutdrucks kommen. Dieser Abfall kann zu Symptomen wie Schwindel, Übelkeit oder Schwäche führen und erfordert ein schnelles Eingreifen des Pflegepersonals. Die regelmäßige Überwachung des Blutdrucks ist daher unerlässlich, um diesen Komplikationen vorzubeugen und die Dialysebehandlung entsprechend anzupassen.

Messung der Diurese: Beurteilung der Nierenfunktion

Die Messung der Diurese, d.h. der Urinmenge, die der Patient über einen bestimmten Zeitraum produziert, ist ein direkter Indikator für die Nierenfunktion. Gesunde Nieren produzieren eine Urinmenge, die der Wasseraufnahme und dem Zustand des Körpers angepasst ist, aber bei Patienten mit Nierenerkrankungen ist diese Fähigkeit häufig beeinträchtigt. Eine unzureichende Diurese (Oligurie) oder das völlige Fehlen der Urinproduktion (Anurie) sind Anzeichen für eine Verschlechterung der Nierenfunktion, während eine übermäßige Urinproduktion (Polyurie) auf eine schlechte Rückresorption von Flüssigkeiten durch die Nieren hinweisen kann.

In der Praxis wird die Diurese gemessen, indem der Urin des Patienten über einen Zeitraum von 24 Stunden gesammelt wird, oder in bestimmten Kontexten, wie der Überwachung nach der Dialyse, auch über einen kürzeren Zeitraum. Diese Aufgabe wird häufig an den Pfleger delegiert, der darauf achtet, dass die Sammlung gründlich durchgeführt wird. Der Patient muss darüber informiert werden, wie wichtig es ist, den gesamten Urin aufzubewahren und auch kleine Mengen zu sammeln. Nach der Sammlung wird das Gesamtvolumen genau gemessen und in die Krankenakte eingetragen.

Diese Messung ist nicht nur ein Indikator für die Fähigkeit der Nieren, das Blut zu filtern. Sie dient auch zur Beurteilung der Wirksamkeit von Behandlungen, insbesondere bei Patienten, die Diuretika einnehmen, und zur Überwachung der Reaktion des Patienten nach einer Dialyse oder einer medizinischen Behandlung. Die Diurese ist auch ein kritischer Indikator für die Anpassung der Flüssigkeitszufuhr, da sie die Fähigkeit des Patienten, überschüssiges Wasser auszuscheiden, bestimmt.

Verwaltung des Wasserhaushalts: ein wichtiges Gleichgewicht

Die Verwaltung des Wasserhaushalts besteht darin, die Wasseraufnahme und den Wasserverlust des Patienten auszugleichen. Dieser Ausgleich ist bei Patienten mit Nierenerkrankungen von entscheidender Bedeutung, da ihre Nieren nicht mehr in der Lage sind, die Körperflüssigkeiten effektiv zu regulieren. Ein Überschuss an Wasser im Körper kann zu Ödemen und Bluthochdruck führen und Herzkomplikationen verschlimmern, während eine Dehydrierung zu Hypotonie, allgemeiner Schwäche und schweren Elektrolytstörungen führen kann.

Die Wasserbilanz wird berechnet, indem die Wasseraufnahme (die vom Patienten aufgenommene Flüssigkeit, einschließlich Getränke, aber auch das in der Nahrung enthaltene Wasser) mit den Verlusten (Urin, Schweiß, Atmung, usw.) verglichen wird. In der Nephrologie ist die Überwachung dieses Gleichgewichts besonders streng, insbesondere bei Dialysepatienten. Diese Patienten müssen oft ihre Flüssigkeitsaufnahme begrenzen, um eine Überwässerung zu vermeiden, da die Nieren nicht mehr in der Lage sind, das überschüssige Wasser effizient zu entfernen.

Der Pfleger spielt bei diesem Management eine wesentliche Rolle. Zunächst muss er sicherstellen, dass alle Flüssigkeitsaufnahmen des Patienten genau aufgezeichnet werden. Dies umfasst nicht nur Wasser und Getränke, sondern auch wasserreiche Nahrungsmittel wie Suppen oder Obst. Zweitens muss er die Verluste überwachen, insbesondere die Diurese, aber in einigen Fällen auch die Verluste durch Erbrechen oder Durchfall.

Bei Dialysepatienten wird der Wasserhaushalt auch während der Behandlungssitzungen kontrolliert, bei denen ein Teil der überschüssigen Flüssigkeit durch die Dialysemaschine entfernt wird. Vor jeder Sitzung wird das Gewicht des Patienten gemessen, um die Menge der zu entziehenden Flüssigkeit zu schätzen. Das Ziel ist es, ein sogenanntes "Trockengewicht" zu erreichen, das einem Zustand entspricht, in dem der Patient weder übermäßig viel Wasser enthält noch dehydriert ist. Die Überwachung des Gewichts vor und nach der Dialyse ist daher eine weitere Verantwortung der Pflegekraft, die dazu beiträgt, den Wasserhaushalt des Patienten zu beurteilen.

Ständige Wachsamkeit: Erkennen von Anzeichen eines Ungleichgewichts

Die Überwachung des Blutdrucks, der Diurese und des Wasserhaushalts ist nicht nur eine technische Aufgabe, sondern erfordert auch die ständige Wachsamkeit der Pflegekraft, die in der Lage sein muss, die Anzeichen eines Ungleichgewichts zu deuten. Ein zu hoher oder zu niedriger Blutdruck, ein plötzlicher Rückgang der Diurese oder eine schnelle Gewichtszunahme zwischen zwei Dialysebehandlungen können auf eine Verschlechterung des Zustands des Patienten hinweisen und müssen sofort der Pflegekraft oder dem Arzt gemeldet werden.

Anzeichen eines unausgeglichenen Wasserhaushalts, wie Ödeme, Kurzatmigkeit, ungewöhnliche Müdigkeit oder Mundtrockenheit, müssen ebenfalls sorgfältig beobachtet werden, da sie frühe Anzeichen einer Flüssigkeitsüberlastung oder Dehydrierung sein können. Durch die enge Zusammenarbeit mit dem Pflegeteam trägt der Pflegehelfer dazu bei, schwere Komplikationen zu verhindern und die Behandlung anzupassen, um den Flüssigkeitshaushalt und die Stabilität des Patienten aufrechtzuerhalten.

Kapitel 4

Klinische Überwachung in der Nephrologie

- **Warnzeichen, auf die Sie achten sollten**: Ödeme, Hypotonie, Anurie, Hyperkaliämie.

Ödeme, Hypotonie, Anurie und Hyperkaliämie sind häufige klinische Symptome bei Patienten mit Nierenerkrankungen, sowohl bei akuter als auch bei chronischer Niereninsuffizienz. Diese Symptome sind oft miteinander verbunden und eine direkte Folge der Fehlfunktion der Nieren, die nicht mehr in der Lage sind, die Körperflüssigkeiten, den Blutdruck und die Elektrolyte effektiv zu regulieren. Jedes Symptom ist ein wichtiges Warnzeichen, das anzeigt, dass der Wasser- und Elektrolythaushalt des Körpers gestört ist. Für einen Krankenpfleger ist die Fähigkeit, diese Symptome zu erkennen und zu verstehen, von entscheidender Bedeutung, da sie sich schnell entwickeln und schwerwiegende Folgen für die Gesundheit des Patienten haben können.

Ödeme: die Ansammlung von Flüssigkeit in den Geweben

Ödeme sind eine sichtbare Schwellung des Gewebes, meist an den unteren Gliedmaßen, den Knöcheln, im Gesicht oder im Bauchraum. Sie sind das Ergebnis einer übermäßigen Ansammlung von Flüssigkeit in den interstitiellen Räumen, d.h. zwischen den Zellen. Diese Wassereinlagerungen stehen in direktem Zusammenhang mit der Unfähigkeit der Nieren, überschüssige Flüssigkeit effektiv aus dem Körper zu entfernen, was bei Patienten mit chronischem oder akutem Nierenversagen häufig vorkommt.

In gesunden Nieren werden Wasser und Elektrolyte präzise gefiltert und wieder aufgenommen, wodurch ein stabiler Wasserhaushalt aufrechterhalten werden kann. Wenn die Nieren jedoch nicht mehr richtig filtern können, sammelt sich überschüssiges Wasser an, was zu Ödemen führt. Diese Schwellungen sind nicht nur unangenehm, sondern können auch ernsthafte Folgen haben, wie Atembeschwerden (bei Lungenödemen), Gelenkschmerzen oder Bluthochdruck.

Für eine Pflegekraft ist es wichtig, regelmäßig auf Anzeichen eines Ödems zu achten, wie z.B. geschwollene Beine oder Knöchel, zu enge Kleidung oder Schuhe oder eine schnelle Zunahme des Körpergewichts. Die Palpation kann auch Hautbereiche aufzeigen, die von einem längeren Druck gezeichnet sind (Schüsselzeichen). Die Früherkennung von Ödemen ermöglicht eine schnelle Anpassung der Pflege, sei es durch Anpassung des Wasserhaushalts, die Verabreichung von Diuretika oder eine verstärkte klinische Überwachung.

Hypotonie: ein Abfall des Blutdrucks

Hypotonie, also ein niedriger Blutdruck, ist ein häufiges Phänomen bei Dialysepatienten, kann aber auch bei Patienten mit fortgeschrittener Nierenfunktionsstörung auftreten. Während einer Hämodialysesitzung wird dem Blut überschüssige Flüssigkeit entzogen, was manchmal zu einem zu schnellen Abfall des Blutdrucks führen kann. Dieser Abfall ist häufig auf eine übermäßige Reduzierung des Blutvolumens, einen schnellen Natriumverlust oder eine schlechte Anpassung des Gefäßsystems zurückzuführen.

Zu den Symptomen eines niedrigen Blutdrucks gehören Schwindel, Schwächegefühl, Übelkeit, kalter Schweiß und in extremen Fällen Ohnmacht. Niedriger Blutdruck ist besonders besorgniserregend, da er zu einer unzureichenden Perfusion lebenswichtiger Organe, insbesondere der Nieren und des Gehirns, führen kann, was den Zustand des Patienten verschlechtert.

Für einen Pfleger ist die Überwachung des Blutdrucks vor, während und nach der Dialyse entscheidend, um einer Hypotonie vorzubeugen. Wenn ein Blutdruckabfall festgestellt wird, ist es wichtig, schnell zu reagieren, indem der Patient sich hinlegt und die Beine hochlegt, um den venösen Rückfluss zu verbessern, den Dialyseprozess zu verlangsamen oder auf ärztliche Anordnung Salzlösungen zu verabreichen, um das Blutvolumen wieder herzustellen. Die Wachsamkeit der Pflegekraft ist von entscheidender Bedeutung, um Komplikationen aufgrund von Hypotonie zu vermeiden, insbesondere bei den schwächsten Patienten.

Anurie: das Ausbleiben der Urinproduktion

Anurie, das völlige Fehlen der Urinproduktion, ist ein alarmierendes Zeichen für eine schwere Niereninsuffizienz. Im Normalzustand filtern die Nieren kontinuierlich das Blut, um Urin zu produzieren, mit dem Abfallstoffe und überschüssige Flüssigkeit ausgeschieden werden. Bei einer Anurie sind die Nieren jedoch nicht in der Lage, diese Funktion zu erfüllen.

Eine Anurie tritt häufig in fortgeschrittenen Stadien der akuten oder chronischen Niereninsuffizienz oder bei Harnwegsobstruktionen auf. Sie kann auch durch Episoden schwerer Dehydratation, hämodynamische Schocks oder Erkrankungen wie Glomerulonephritis ausgelöst werden. Das Ausbleiben der Urinproduktion ist ein kritisches Signal, da es darauf hinweist, dass der Körper keine Abfallprodukte und überschüssige Flüssigkeit mehr ausscheidet, was das Risiko einer Überwässerung und einer Stoffwechselvergiftung erhöht.

In der Praxis muss der Pfleger die Diurese des Patienten genau überwachen und in der Lage sein, eine Anurie zu erkennen. Ein Patient, der mehrere Stunden oder einen ganzen Tag lang keinen Urin produziert, muss dringend ärztlich untersucht werden. In solchen Situationen ist die Verwendung von Substitutionstherapien, wie z.B. Dialyse, erforderlich, um die gestörte Nierenfunktion zu ersetzen und lebensbedrohliche Komplikationen zu vermeiden.

Hyperkaliämie: ein Überschuss an Kalium im Blut

Hyperkaliämie, oder ein erhöhter Kaliumspiegel im Blut, ist eine der am meisten gefürchteten Komplikationen bei Patienten mit Niereninsuffizienz. Kalium ist ein Elektrolyt, das für die Funktion der Muskeln und des Nervensystems wichtig ist, aber ein

Überschuss kann zu ernsthaften Störungen, insbesondere des Herzens, führen. Normalerweise scheiden die Nieren überschüssiges Kalium über den Urin aus, aber wenn die Nierenfunktion beeinträchtigt ist, sammelt sich das Kalium im Blut an.

Hyperkaliämie kann anfangs asymptomatisch sein, aber wenn sie gefährliche Werte erreicht, manifestiert sie sich in klinischen Anzeichen wie Herzklopfen, Muskelschwäche, Kribbeln oder Herzrhythmusstörungen, die sich zu schweren Arrhythmien entwickeln und zum Herzstillstand führen können. Diese Komplikation tritt besonders häufig bei Dialysepatienten auf oder bei Patienten, deren Ernährung reich an Kalium ist (z.B. Obst, grünes Gemüse oder Hülsenfrüchte).

Für einen Krankenpflegehelfer ist die Wachsamkeit in Bezug auf das Risiko einer Hyperkaliämie von entscheidender Bedeutung. Er muss sicherstellen, dass die Patienten die Kaliumrestriktionen in der Nahrung einhalten, die Ergebnisse der Bluttests überwachen und verdächtige Anzeichen, wie Veränderungen des Herzrhythmus oder Muskelkrämpfe, sofort melden. Wenn eine Hyperkaliämie festgestellt wird, ist eine schnelle medizinische Intervention erforderlich, mit Behandlungen wie der Verabreichung von Kalzium zum Schutz des Herzens, Chelatharzen zur Entfernung von Kalium oder einer Notfalldialyse.

- **Die Bedeutung von Blut- und Urintests**: Verständnis der gängigen Ergebnisse (Kreatinin, Harnstoff, Elektrolyte).

Das Verständnis der gängigen Laborergebnisse, wie Kreatinin, Harnstoff und Elektrolyte, ist bei der Überwachung von Patienten mit Nierenerkrankungen von grundlegender Bedeutung. Diese biologischen Parameter liefern wertvolle Informationen über die Nierenfunktion und das innere Gleichgewicht des Körpers. Für einen Pfleger, der in der Nephrologie arbeitet, bedeutet das Wissen um die Bedeutung dieser Ergebnisse, dass er den klinischen Zustand des Patienten besser verstehen, mögliche

Komplikationen vorhersehen und effektiv mit dem Pflegeteam zusammenarbeiten kann.

Kreatinin: ein Schlüsselindikator für die Nierenfunktion

Kreatinin ist einer der am häufigsten verwendeten Marker zur Beurteilung der Nierenfunktion. Es handelt sich um ein Abfallprodukt, das beim normalen Muskelstoffwechsel entsteht und normalerweise von den Nieren gefiltert und ausgeschieden wird. Der Kreatininspiegel im Blut steht in direktem Zusammenhang mit der Fähigkeit der Nieren, das Blut zu filtern: je eingeschränkter die Nierenfunktion, desto mehr Kreatinin sammelt sich im Blut an.

Bei einem gesunden Menschen filtern die Nieren das Kreatinin effizient heraus und halten die Blutspiegel konstant niedrig. Bei Patienten mit Niereninsuffizienz steigt die Kreatininkonzentration jedoch allmählich an, was auf eine verminderte Fähigkeit der Nieren hindeutet, dieses Abfallprodukt zu beseitigen. Ein hoher Kreatininspiegel kann daher ein Zeichen für eine akute oder chronische Nierenschädigung sein.

Die Kreatininmessung wird auch zur Berechnung der glomerulären Filtrationsrate (GFR) verwendet, einem Schlüsselindikator für die Nierenfunktion. Eine niedrige GFR weist auf eine fortgeschrittene Niereninsuffizienz hin, die häufig eine spezielle Behandlung wie Dialyse erfordert. Für einen Pfleger ist es wichtig zu verstehen, dass hohe Kreatininwerte eine Anpassung der Pflege erfordern können, wie z.B. eine genauere Überwachung oder eine Anpassung der medikamentösen Behandlung.

Harnstoff: ein Spiegelbild der Ausscheidung von stickstoffhaltigen Abfallstoffen

Harnstoff ist ein weiterer wichtiger Marker für die Nierenfunktion. Er wird in der Leber während des Proteinstoffwechsels produziert und dann über die Nieren ausgeschieden. Wie Kreatinin ist Harnstoff ein Abfallprodukt, das sich im Blut ansammelt, wenn die Nieren nicht richtig funktionieren. Harnstoff ist jedoch ein weniger spezifischer Indikator für die Nierenfunktion, da seine Werte auch von anderen Faktoren wie der Ernährung (insbesondere einer proteinreichen Diät) oder dem Hydratationsstatus des Patienten beeinflusst werden können.

Bei chronischen Nierenerkrankungen ist der Anstieg des Harnstoffs im Blut, Urämie genannt, ein Zeichen dafür, dass die Nieren nicht mehr in der Lage sind, stickstoffhaltige Abfallstoffe effizient auszuscheiden. Dies kann zu einer fortschreitenden Vergiftung des Körpers mit Symptomen wie Übelkeit, Erbrechen, Juckreiz und starker Müdigkeit führen. In fortgeschrittenen Fällen kann die Urämie zu neurologischen oder kardiovaskulären Komplikationen führen.

Der Pfleger muss sich darüber im Klaren sein, dass hohe Harnstoffwerte auf die Notwendigkeit einer dringenden Behandlung hinweisen können, einschließlich einer Dialyse, um die angesammelten Abfallstoffe zu entfernen. Es ist auch wichtig, auf klinische Anzeichen einer Urämie zu achten, wie Verdauungsstörungen oder Lethargie, die dem medizinischen Team mitgeteilt werden müssen.

Elektrolyte: Aufrechterhaltung des Wasser- und Elektrolythaushalts

Elektrolyte wie Natrium, Kalium und Chlorid sind für den Wasserhaushalt, die Nervenübertragung und die Muskelkontraktion von entscheidender Bedeutung. Die Nieren spielen eine Schlüsselrolle bei der Regulierung dieser Elektrolyte, indem sie ihre Konzentration im Blut an den Bedarf des Körpers anpassen. Wenn die Nieren versagen, wird dieses Gleichgewicht gestört, was schwerwiegende Folgen haben kann.

Natrium ist der am häufigsten vorkommende Elektrolyt im Blut und spielt eine wesentliche Rolle bei der Regulierung des Blutdrucks und des Wasserhaushalts. Eine anormale Konzentration von Natrium im Blut kann ein Zeichen für einen unausgeglichenen Wasserhaushalt sein. Zum Beispiel kann eine Hyponatriämie (niedriger Natriumspiegel) mit einer übermäßigen Wasserretention verbunden sein, die häufig bei Patienten mit Nierenversagen auftritt, während eine Hypernatriämie (hoher Natriumspiegel) auf eine schwere Dehydrierung hinweisen kann. Diese Ungleichgewichte können zu neurologischen Symptomen wie Kopfschmerzen, Verwirrung und in extremen Fällen sogar zu Krampfanfällen führen.

Kalium ist ein weiterer wichtiger Elektrolyt, der hauptsächlich an der Muskel- und Herzfunktion beteiligt ist. Bei einer Niereninsuffizienz können die Nieren Kalium nicht mehr richtig ausscheiden, was zu Hyperkaliämie, einem Überschuss an Kalium im Blut, führen kann. Hyperkaliämie ist besonders gefährlich, da sie zu lebensbedrohlichen Herzrhythmusstörungen führen kann. Patienten mit Hyperkaliämie können Herzklopfen, Muskelschwäche oder Kribbeln verspüren. Es ist von entscheidender Bedeutung, dass der Pfleger auf diese Anzeichen achtet und sicherstellt, dass die Patienten ihre Kaliumrestriktionen einhalten.

Chlorid, ein weiterer Elektrolyt, der von den Nieren reguliert wird, ist an der Aufrechterhaltung des Säure-Basen-Gleichgewichts beteiligt. Unausgewogene Chloridwerte können Störungen des gesamten Elektrolythaushalts oder Probleme mit den Atemwegen oder dem Stoffwechsel widerspiegeln. Hypochlorämie (niedriger Chloridspiegel) kann mit Natriumungleichgewichten einhergehen, während Hyperchlorämie (hoher Chloridspiegel) oft mit einer metabolischen Azidose verbunden ist, einem Säure-Basen-Ungleichgewicht, das häufig bei Patienten mit Niereninsuffizienz beobachtet wird.

Interpretation und klinische Wachsamkeit

Obwohl diese biologischen Ergebnisse hauptsächlich von Ärzten und Krankenschwestern analysiert werden, muss die Pflegekraft in der Lage sein, ihre allgemeine Bedeutung und ihre Auswirkungen auf den Patienten zu verstehen. Zum Beispiel sollten abnormale Kreatinin-, Harnstoff- oder Elektrolytwerte zu einer erhöhten Wachsamkeit bei der Überwachung der klinischen Symptome führen. Ein erhöhter Harnstoff- oder Kreatininwert kann eine Anpassung der Behandlung erforderlich machen, wie z.B. eine Anpassung der Diuretikatherapie oder eine häufigere Dialysebehandlung.

Die sorgfältige Beobachtung der klinischen Anzeichen, die mit diesen biologischen Ergebnissen einhergehen, ist von entscheidender Bedeutung. Eine regelmäßige Überwachung von Blutdruck, Gewicht und Diurese sowie die Beobachtung von Symptomen wie Ödemen, Muskelkrämpfen, Übelkeit oder geistiger Verwirrung können helfen, Ungleichgewichte frühzeitig zu erkennen und schwerwiegende Komplikationen zu vermeiden.

- **Die Rolle des Pflegers bei der klinischen Beobachtung**: Notieren Sie subtile Veränderungen im Zustand des Patienten.

Das Erkennen von subtilen Veränderungen im Zustand eines Patienten ist eine Schlüsselqualifikation für jeden Angehörigen eincs Gesundheitsberufes und ist in einer nephrologischen Abteilung, in der die Patienten häufig mit komplexen chronischen Erkrankungen konfrontiert sind, besonders wichtig. Diese kleinen Veränderungen, die auf den ersten Blick unbedeutend erscheinen mögen, sind oftmals Vorboten einer Verschlechterung dcs klinischen Zustands oder eines metabolischen Ungleichgewichts. Wenn ein Pfleger diese subtilen Veränderungen beobachtet und meldet, kann er schnell handeln, schwerwiegenden Komplikationen vorbeugen und eine optimale Pflege gewährleisten.

Tägliche Wachsamkeit bei der Beobachtung des Patienten

Patienten mit Nierenerkrankungen, ob dialysepflichtig oder in der Nachsorge für chronische Niereninsuffizienz, können Symptome aufweisen, die sich langsam und unauffällig entwickeln. Eine leicht erhöhte Müdigkeit, ein veränderter Appetit oder eine subtile Veränderung der Hautfarbe können unbemerkt bleiben, können aber auf wichtige zugrunde liegende Probleme hinweisen. Als Pflegekraft ist es wichtig, auf diese leichten Veränderungen zu achten, da dies oft die ersten Anzeichen dafür sind, dass sich der Zustand des Patienten verändert.

Die tägliche Überwachung des Patienten beruht auf einer kontinuierlichen und gründlichen Beobachtung seiner körperlichen Erscheinung, seines Verhaltens und seiner Reaktionen. Wenn ein Patient beispielsweise plötzlich apathischer oder weniger aktiv wird, kann dies auf Unwohlsein, erhöhte Müdigkeit oder eine metabolische Komplikation wie eine Toxinansammlung hinweisen. Eine leichte Schwellung der Beine, Hände oder des Gesichts kann auf Flüssigkeitsretention hinweisen, ein Zeichen für Herzinsuffizienz oder Flüssigkeitsüberladung bei Dialysepatienten. Ebenso können diskrete Veränderungen der Hautfarbe, wie Blässe oder eine leichte Gelbfärbung, auf ein Ungleichgewicht bei der Ausscheidung von Giftstoffen oder eine Anämie hinweisen.

Körperliche Anzeichen, auf die Sie achten sollten

Eine der ersten Aufgaben des Pflegers ist es, alle körperlichen Veränderungen im Aussehen des Patienten zu bemerken. Dazu gehören Veränderungen der Haut, wie Rötungen, Anzeichen von Dehydrierung oder Hautausschläge. Die Hautbeschaffenheit kann sich ebenfalls verändern und bei Patienten mit Elektrolytstörungen trockener oder schuppig werden. Diese Veränderungen mögen geringfügig erscheinen, sollten aber schnell gemeldet werden, da sie ein Anzeichen für eine mögliche Komplikation sein können, insbesondere im Zusammenhang mit der Nierenfunktion.

Auch Ödeme, selbst wenn sie nur minimal sind, müssen sorgfältig beobachtet werden. Wenn ein Patient eine leichte Schwellung an den Knöcheln oder Füßen hat, kann dies auf Wassereinlagerungen hinweisen, die in den vergangenen Tagen nicht vorhanden waren. Diese kleinen Veränderungen sind besonders wichtig bei Dialysepatienten, bei denen das Flüssigkeitsmanagement von entscheidender Bedeutung ist, um kardiovaskuläre und pulmonale Komplikationen zu vermeiden. Eine subtile Gewichtszunahme zwischen zwei Dialysebehandlungen kann ebenfalls auf eine Überwässerung hinweisen und eine Anpassung der Behandlung erforderlich machen.

Verhaltens- und emotionale Zeichen

Neben körperlichen Veränderungen können auch Verhaltensänderungen oder emotionale Veränderungen des Patienten Schlüsselindikatoren für seinen Gesundheitszustand sein. Wenn ein normalerweise aufmerksamer und kommunikativer Patient müde, reizbar oder verwirrt wird, kann dies auf eine Ansammlung von Toxinen im Blut zurückzuführen sein, was bei fortgeschrittener Niereninsuffizienz häufig vorkommt. Symptome wie Lethargie oder geistige Verwirrung können auf eine Urämie (Harnstoffansammlung) oder eine urämische Enzephalopathie hinweisen, die eine schnelle Behandlung erfordern.

Ein weiteres Beispiel ist der verminderte Appetit, der oft ein frühes Anzeichen für ein metabolisches Ungleichgewicht ist. Wenn ein Patient beginnt, weniger zu essen oder über Übelkeit zu klagen, kann dies auf eine Retention von toxischen Abfallstoffen im Blut hinweisen. Wenn der Pfleger diese subtile Veränderung bemerkt, kann er das Problem an das Pflegepersonal oder den Arzt melden, die dann prüfen können, ob biologische Parameter wie Harnstoff oder Kreatinin gefährlich ansteigen.

Überwachung der Vitalfunktionen

Zusätzlich zu den körperlichen und Verhaltensbeobachtungen bieten die Vitalwerte einen wertvollen Indikator für subtile Veränderungen im Zustand des Patienten. Ein leichter Anstieg des Blutdrucks kann auf eine Flüssigkeitsretention oder ein Elektrolytungleichgewicht hinweisen, während ein plötzlicher niedriger Blutdruck eine Dehydratation oder eine Komplikation während einer Dialysebehandlung anzeigen kann.

Die Temperaturmessung ist ebenfalls ein Faktor, der sorgfältig überwacht werden muss. Leichtes Fieber kann unbemerkt bleiben, aber es kann ein frühes Anzeichen für eine Infektion sein, insbesondere bei Patienten mit Kathetern oder Fisteln. Der Pfleger muss daher wachsam sein und jede noch so kleine Temperaturschwankung registrieren, da eine unbehandelte Infektion bei einem Patienten, der bereits durch Nierenversagen geschwächt ist, schnell zu Komplikationen führen kann.

Die Bedeutung der Kommunikation mit dem Pflegeteam

Die Beobachtungen des Pflegepersonals sind zwar scheinbar einfach, spielen aber eine zentrale Rolle bei der Behandlung des Patienten. In der Tat sind es oft die Pfleger, die die meiste Zeit mit den Patienten verbringen und an vorderster Front stehen, um die subtilen Veränderungen zu beobachten. Eine regelmäßige und effektive Kommunikation mit dem Pflegepersonal und den Ärzten ist daher von entscheidender Bedeutung, damit diese Informationen bei klinischen Entscheidungen berücksichtigt werden.

Wenn ein Pfleger beispielsweise feststellt, dass der Patient zunehmend müde wird, leichte Ödeme oder eine verminderte Diurese aufweist, können diese Beobachtungen zu einer Neubewertung des Flüssigkeitsmanagements oder zu Anpassungen der diuretischen Behandlung führen. Ebenso kann eine genaue Beobachtung der Essgewohnheiten oder Veränderungen im Schmerzmanagement dazu beitragen, Komplikationen früher zu erkennen, was ein frühzeitiges Eingreifen ermöglicht.

Kapitel 5

Die Begleitung des Dialysepatienten

- **Dialyse verstehen: Hämodialyse und Peritonealdialyse**: Prinzip, Funktionsweise und Unterschiede.

Das Prinzip, die Funktionsweise und die Unterschiede sind grundlegende Aspekte, die man verstehen muss, wenn man verschiedene Methoden oder Technologien vergleicht, insbesondere in der Nephrologie, wo diese Konzepte insbesondere auf Behandlungen wie die Hämodialyse und die Peritonealdialyse angewendet werden. Das Verständnis dieser Konzepte hilft nicht nur, die Grundlagen der medizinischen Verfahren zu verstehen, sondern auch zu erkennen, warum bestimmte Behandlungen für bestimmte Patienten besser geeignet sind als andere.

Prinzip: die theoretische Grundlage, die eine Methode leitet

Das Prinzip einer Behandlung oder einer Technologie bezeichnet das Konzept oder die Theorie, auf der sie basiert. In der Nephrologie ist das Prinzip der Dialyse zum Beispiel einfach: Sie ersetzt die ausgefallene Nierenfunktion durch die Entfernung von Abfallstoffen und überschüssiger Flüssigkeit aus dem Blut, wenn die Nieren dies nicht mehr leisten können. Es handelt sich um eine Methode der Nierenunterstützung, die eine der Hauptfunktionen der Nieren künstlich nachahmt: die Blutfiltration.

Bei der Hämodialyse wird eine Maschine verwendet, die das Blut durch eine semipermeable Membran filtert, um Giftstoffe, überschüssige Salze und Wasser zu entfernen. Bei der Peritonealdialyse ist das Prinzip ähnlich, aber anstelle einer externen Maschine wird das Peritoneum, eine natürliche Membran im Bauchraum, als Filter verwendet. Beide Methoden haben das gleiche grundlegende Ziel: die Reinigung des Blutes und die Aufrechterhaltung des Elektrolytgleichgewichts, unterscheiden sich aber in der Art und Weise, wie sie dieses Ziel erreichen.

Betrieb: der konkrete Prozess, der das Prinzip umsetzt

Die Funktionsweise einer Behandlung erklärt, wie dieses Prinzip in der Praxis angewendet wird. Bei der Hämodialyse wird das Blut des Patienten über einen Gefäßzugang, wie z.B. eine arteriovenöse Fistel, aus dem Körper entfernt und durch einen Dialysator, oder eine "künstliche Niere", geleitet. Der Dialysator enthält eine semipermeable Membran, die den Durchgang kleiner Moleküle (wie Harnstoff, Kalium und überschüssige Flüssigkeit) aus dem Blut in eine Dialyseflüssigkeit auf der anderen Seite der Membran ermöglicht. Nach der Filtration wird das gereinigte Blut wieder in den Körper zurückgeführt. Dieser Prozess wird normalerweise über einen Zeitraum von 4 bis 5 Stunden dreimal pro Woche in einem Dialysezentrum oder zu Hause durchgeführt, abhängig von den Fähigkeiten des Patienten und den medizinischen Protokollen.

Bei der Peritonealdialyse ist die Funktionsweise etwas anders. Hier wird ein Katheter chirurgisch in die Bauchhöhle des Patienten implantiert. Durch den Katheter wird eine sterile Flüssigkeit, das sogenannte Dialysat, in den Bauchraum geleitet. Das Dialysat kommt mit dem Peritoneum in Kontakt, das als natürliche Membran dient, um Abfallstoffe und überschüssige Flüssigkeiten aus dem Blut zu filtern. Nach einigen Stunden wird diese Flüssigkeit, die Giftstoffe enthält, aus dem Bauchraum abgeleitet und durch eine neue Dialyselösung ersetzt. Dieser Prozess ist weniger zeitaufwendig und kann zu Hause durchgeführt werden, entweder mehrmals täglich manuell (ambulante Peritonealdialyse) oder automatisch über Nacht (automatisierte Peritonealdialyse).

Unterschiede: Variationen zwischen den Methoden und ihre Auswirkungen auf den Patienten

Die Unterschiede zwischen der Hämodialyse und der Peritonealdialyse betreffen vor allem die angewandte Methode, die Rahmenbedingungen, die Bedürfnisse des Patienten und die damit verbundenen Risiken. Diese Unterschiede sind wichtig für die Wahl der richtigen Behandlung für jeden Patienten, abhängig von seinem Lebensstil, seinem Gesundheitszustand und seinen persönlichen Vorlieben.

Die Hämodialyse ist eine invasivere Methode, da ein Gefäßzugang geschaffen werden muss und eine externe Maschine zur Filterung des Blutes verwendet wird. Sie wird in der Regel in einem Dialysezentrum unter der Aufsicht von medizinischem Fachpersonal durchgeführt, obwohl einige Patienten die Dialyse auch zu Hause durchführen können. Die Dialyse erfordert eine regelmäßige Anwesenheit im Zentrum, oft dreimal pro Woche, was für die Patienten eine Einschränkung ihrer Mobilität und ihrer Lebensflexibilität bedeuten kann. Die Hämodialyse ist auch mit plötzlichen Schwankungen des Wasser- und Elektrolythaushalts verbunden, was zu Nebenwirkungen wie Krämpfen, niedrigem Blutdruck oder Kopfschmerzen führen kann.

Die Peritonealdialyse ist in der Regel schonender und kann zu Hause durchgeführt werden, was dem Patienten mehr Freiheit und Flexibilität bietet. Die Peritonealdialyse wird kontinuierlich durchgeführt, was einen stabileren Umgang mit Flüssigkeiten und Giftstoffen ermöglicht, ohne die plötzlichen Schwankungen, die bei der Hämodialyse manchmal zu beobachten sind. Die Peritonealdialyse birgt jedoch spezifische Risiken, insbesondere Infektionen des Katheters oder der Peritonealhöhle (Peritonitis), die schwerwiegend sein können. Diese Methode ist auch weniger geeignet für Patienten, die bereits mehrere Bauchoperationen hinter sich haben oder deren Peritoneum nicht richtig funktioniert.

Ein weiterer wichtiger Unterschied ist das Zeitmanagement und die Autonomie. Die Hämodialyse ist zwar effektiv, aber sie erfordert einen starren Rhythmus und eine spezielle Infrastruktur. Bei der Peritonealdialyse hingegen ist der Patient unabhängiger, da er seine Behandlungen zu Hause durchführen und seinen Zeitplan an seine Bedürfnisse anpassen kann.

- **Vorbereitung eines Patienten auf eine Dialysesitzung**: Beruhigung, Überprüfung des Zustands der Fistel, Materialverwaltung.

Im Rahmen der Behandlung von Hämodialysepatienten sind die Beruhigung des Patienten, die Überprüfung des Zustands der arteriovenösen Fistel und die Handhabung der Ausrüstung wesentliche Schritte, die die Sicherheit, die Wirksamkeit der Behandlung und das Wohlbefinden des Patienten gewährleisten. Die Hämodialyse ist eine regelmäßige Behandlung, die von den Patienten aufgrund ihrer invasiven Natur und der damit verbundenen Abhängigkeit oft als belastend empfunden wird. Die Rolle der Pflegekraft ist daher von entscheidender Bedeutung, um eine ruhige Umgebung zu schaffen, die richtige Vorbereitung des Patienten und der Ausrüstung zu gewährleisten und Komplikationen zu verhindern.

Beruhigung des Patienten: Schaffung eines Klimas des Vertrauens und der Gelassenheit

Für viele Patienten ist jede Hämodialysesitzung ein Grund zur Sorge, insbesondere da sie mit einem Gefäßzugang verbunden ist, der beeindruckend und potenziell schmerzhaft sein kann. Die Beruhigung des Patienten ist daher ein wichtiger Schritt, sowohl in emotionaler als auch in physischer Hinsicht. Es ist wichtig, einen empathischen Ansatz zu wählen, sich die Zeit zu nehmen, die Sorgen des Patienten anzuhören und seine Fragen klar und wohlwollend zu beantworten. Ein Patient, der sich sicher fühlt, wird entspannter sein, was die Behandlung erleichtert und seinen Komfort während der Sitzung erhöht.

Die Angst vor Schmerzen oder Komplikationen im Zusammenhang mit der Fistel ist ein Aspekt, der von den Patienten häufig angesprochen wird. Der Pfleger kann Schritt für Schritt erklären, wie das Verfahren ablaufen wird, und dabei die Maßnahmen hervorheben, die ergriffen wurden, um Beschwerden zu minimieren und Risiken zu vermeiden. Dies ist besonders wichtig für Menschen, die diese Sitzungen wiederholt und oftmals ermüdend erleben.

Überprüfung des Zustands der arteriovenösen Fistel: ein entscheidender Schritt für die Sicherheit

Die arteriovenöse Fistel, die eine Arterie mit einer Vene verbindet, ist aufgrund ihrer Zuverlässigkeit und Langlebigkeit der bevorzugte Gefäßzugang für die Hämodialyse. Dieser Zugang erfordert jedoch ständige Wachsamkeit, da Komplikationen wie Infektionen, Thrombosen oder Stenosen (Gefäßverengungen) auftreten können. Vor jeder Dialysesitzung muss der Pfleger die Fistel sorgfältig kontrollieren, um sicherzustellen, dass sie in gutem Zustand ist.

Die Überprüfung des Zustands der Fistel beginnt mit einer visuellen Beobachtung: Sie sollten auf Anzeichen einer Infektion achten, wie z.B. Rötungen, Schwellungen oder ungewöhnliche Ausflüsse um den Zugangsbereich. Anschließend muss der Pfleger die Fistel vorsichtig abtasten, um sicherzustellen, dass eine Vibration, der sogenannte "Thrill", vorhanden ist, die ein Zeichen für einen korrekten Blutfluss ist. Wenn diese Vibration nicht vorhanden oder abnormal ist, kann dies auf ein Problem mit der Blutzirkulation hindeuten und es sollte eine medizinische Intervention in Betracht gezogen werden. Die Auskultation mit einem Stethoskop kann auch das Vorhandensein eines "Rauschens" (Atemgeräusche) bestätigen, das ein hörbares Zeichen für einen normalen Blutfluss durch die Fistel ist.

Eine gute Überwachung der Fistel ist wichtig, um schwere Komplikationen wie Thrombose zu vermeiden, die den Gefäßzugang beeinträchtigen und eine Notoperation erforderlich machen kann. Darüber hinaus kann eine Fistel in schlechtem Zustand die Dialysebehandlung ineffizient machen, was sich direkt auf die Gesundheit des Patienten auswirkt.

Materialverwaltung: Sicherstellung einer sorgfältigen Vorbereitung

Die Verwaltung der Ausrüstung ist eine weitere wichtige Aufgabe der Pflegekraft bei der Vorbereitung einer Hämodialysesitzung. Der reibungslose Ablauf der Dialyse hängt von einer sorgfältigen Organisation und strenger Hygiene ab, da aufgrund des invasiven Charakters der Behandlung immer ein Infektionsrisiko besteht.

Die Vorbereitung der Ausrüstung beginnt mit der Überprüfung der Dialysemaschine, die genau auf die patientenspezifischen Parameter eingestellt werden muss (z.B. die Dauer der Sitzung, das Volumen der zu entnehmenden Flüssigkeit und die Filtrationsraten). Der Pfleger muss sicherstellen, dass alle benötigten Materialien steril sind, insbesondere die Nadeln, die zum Einsetzen der Fistel verwendet werden. Die Einhaltung der Desinfektionsprotokolle ist für die Vermeidung von Infektionen von grundlegender Bedeutung, insbesondere die gründliche Reinigung des Zugangsbereichs vor dem Einsetzen der Nadeln.

Die Handhabung der Nadeln für die Fistelpunktion ist eine heikle Aufgabe, da eine falsche Handhabung zu Schmerzen, Blutungen oder einer Beschädigung des Gefäßzugangs führen kann. Die Nadeln müssen präzise platziert werden, um einen guten Blutfluss zur Maschine zu ermöglichen, ohne die Blutgefäße zu traumatisieren. Wenn Blut ausläuft oder der Patient sich unwohl fühlt, muss schnell eingegriffen werden, um die Geräte zu justieren oder die Nadeln neu zu positionieren.

Nach der Sitzung hört die Verwaltung des Materials nicht auf. Der Pfleger muss sicherstellen, dass alles ordnungsgemäß desinfiziert wird, dass gebrauchte Nadeln gemäß den Sicherheitsprotokollen entsorgt werden und dass das Gerät gereinigt und für den nächsten Einsatz bereit ist. Die richtige Handhabung der Ausrüstung ist nicht nur eine Frage der Sicherheit, sondern auch der Effizienz, da ein Fehler oder Defekt in der Ausrüstung die Behandlung des Patienten gefährden kann.

- **Während der Sitzung assistieren**: Überwachung der Vitalparameter, Vermeidung von Komplikationen (niedriger Blutdruck, Krämpfe).

Die Überwachung der Vitalparameter und die Vermeidung von Komplikationen wie Hypotonie und Krämpfen sind wesentliche Aspekte bei der Betreuung von Hämodialysepatienten. Die Dialyse erfordert aufgrund ihres invasiven Charakters und ihrer direkten Auswirkungen auf den Wasser- und Elektrolythaushalt des Körpers eine kontinuierliche Betreuung, um die Sicherheit und das Wohlbefinden des Patienten zu gewährleisten. Der Pfleger spielt bei dieser Überwachung eine entscheidende Rolle, indem er die klinischen Anzeichen des Patienten während der gesamten Dialyse beobachtet und schnell handelt, um Komplikationen zu verhindern oder zu behandeln.

Überwachung der Vitalparameter: regelmäßige Überwachung, um Risiken zu antizipieren

Die Überwachung der Vitalparameter wie Blutdruck, Herzfrequenz und Temperatur ist unerlässlich, um den Zustand des Patienten während einer Hämodialysesitzung zu beurteilen. Jeder Patient reagiert anders auf die Dialyse, abhängig von seinem Gesundheitszustand, seinem Wasserhaushalt und seinem Herzzustand. Daher ist es wichtig, diese Indikatoren während der gesamten Sitzung zu überwachen, um jede subtile Veränderung zu erkennen, die auf ein Ungleichgewicht oder eine Komplikation hinweisen könnte.

Der Blutdruck ist wahrscheinlich der wichtigste Parameter, der während der Dialyse überwacht werden muss. Die schnelle Reduzierung des Blutvolumens durch die Entfernung von Flüssigkeiten kann zu einem Blutdruckabfall (Hypotonie) führen. Vor der Sitzung wird der Blutdruck gemessen, um den anfänglichen Zustand des Patienten zu beurteilen und festzustellen, ob er bereit ist, mit der Dialyse zu beginnen. Während der Behandlung wird durch regelmäßige Blutdruckmessungen, oft alle 15 bis 30 Minuten, überprüft, ob der Körper die Flüssigkeitsentfernung toleriert. Wenn der Druck plötzlich abfällt, können Anzeichen wie Schwindel, Übelkeit oder kalter Schweiß auftreten. Der Pfleger muss dann schnell eingreifen, um die Position des Patienten anzupassen (indem er ihn mit hochgelagerten Beinen hinlegt) oder das medizinische Team informieren, um die Filtrationsrate zu reduzieren oder Salzlösungen zu verabreichen.

Die Herzfrequenz wird ebenfalls überwacht, um Anzeichen einer Überlastung des Herzens zu erkennen, insbesondere bei Patienten, die bereits eine kardiale Vorgeschichte haben. Eine Tachykardie (schneller Anstieg der Herzfrequenz) kann auf eine Überanstrengung des Herzens hinweisen, um einen niedrigen Blutdruck oder eine Flüssigkeitsüberladung auszugleichen, während eine Bradykardie (Verlangsamung des Herzens) auf eine vasovagale Erkrankung oder eine andere Komplikation im Zusammenhang mit der Hämodialyse hinweisen kann.

Die Temperatur ist ein weiterer Parameter, der überwacht werden muss, obwohl sie weniger direkt mit der Dialyse selbst zusammenhängt. Dennoch kann ein leichter Temperaturanstieg ein frühes Anzeichen für eine Infektion sein, insbesondere wenn der Patient einen Katheter für die Dialyse benutzt oder wenn Bakterien durch den Gefäßzugang eingedrungen sind. Eine regelmäßige Kontrolle der Temperatur, vor allem nach der Dialyse, hilft, diese Anzeichen zu erkennen und schnell zu handeln, um eine mögliche Sepsis zu verhindern.

Vorbeugung von Hypotonie: vorausschauend und schnell reagieren

Hypotonie ist eine der häufigsten Komplikationen bei der Hämodialyse. Sie tritt auf, wenn sich der Körper nicht an den schnellen Flüssigkeitsverlust während der Dialyse anpasst. Dieser Blutdruckabfall kann zu unangenehmen und manchmal gefährlichen Symptomen führen, wie Schwindel, Übelkeit, Blässe oder in schweren Fällen zu Bewusstlosigkeit.

Um dieser Komplikation vorzubeugen, muss der Pfleger nicht nur die Vitalparameter überwachen, sondern auch auf die Warnsignale einer Hypotonie achten. Das **Gewicht des Patienten** vor der Behandlung ist ein Schlüsselindikator: Eine zu große Gewichtszunahme zwischen zwei Dialysebehandlungen deutet auf eine übermäßige Flüssigkeitsansammlung hin, die das Risiko einer Hypotonie erhöht, wenn diese Flüssigkeiten schnell eliminiert werden. Die Überwachung des Gewichts ermöglicht es, die Menge an Flüssigkeit zu bestimmen, die während der Behandlung entzogen werden muss, ein entscheidender Parameter, um eine übermäßige Dehydrierung zu vermeiden.

Die Rolle des Pflegepersonals besteht auch darin, sicherzustellen, dass der Patient vor der Dialyse ausreichend hydriert ist, ohne die festgelegten Grenzwerte zu überschreiten. Eine Beratung über die Flüssigkeitszufuhr zwischen den Dialysebehandlungen kann ebenfalls erfolgen, um eine übermäßige Flüssigkeitsüberladung zu vermeiden, die häufig für einen niedrigen Blutdruck verantwortlich ist.

Wenn es während der Dialyse zu einem Blutdruckabfall kommt, besteht **die** erste Maßnahme in der Regel darin, **die Position des Patienten zu ändern**, indem er in Rückenlage gebracht wird (auf dem Rücken liegend) und die Beine hochgelegt werden. Dies fördert den venösen Rückfluss und kann helfen, den Blutdruck zu stabilisieren. Wenn die Hypotonie anhält, kann eine Kochsalzlösung verabreicht werden, um das Blutvolumen wiederherzustellen.

Vorbeugung von Krämpfen: Verwaltung des Wasser- und Elektrolythaushalts

Muskelkrämpfe, insbesondere in den Beinen, sind eine weitere häufige Komplikation der Hämodialyse. Sie treten häufig als Folge eines **schnellen Flüssigkeitsverlustes** oder eines

Elektrolytungleichgewichts während der Blutfiltration auf. Wenn den Muskeln Flüssigkeit oder bestimmte Elektrolyte wie Natrium oder Kalium fehlen, können sie sich unwillkürlich zusammenziehen, was zu starken Schmerzen führt, die für den Patienten unangenehm sind.

Um Krämpfen vorzubeugen, ist eine sorgfältige Überwachung des **Wasserhaushalts** von entscheidender Bedeutung. Wenn zu schnell zu viel Flüssigkeit entzogen wird, können die Muskeln dehydrieren, was das Risiko von Krämpfen erhöht. Der Pfleger und das medizinische Team können dieses Risiko verringern, indem sie die Filterrate anpassen und darauf achten, dass die zu entnehmende Flüssigkeitsmenge nicht überschritten wird. Die **Überwachung der Elektrolyte** im Blut vor der Sitzung ist ebenfalls entscheidend, um Ungleichgewichte zu antizipieren und die Behandlung gegebenenfalls anzupassen.

Wenn ein Patient während der Sitzung Krämpfe verspürt, besteht eine erste Maßnahme darin, die Geschwindigkeit der Dialyse anzupassen, um die Rate der Flüssigkeitsentnahme zu reduzieren. Sanfte Dehnungsübungen können ebenfalls angeboten werden, um die betroffenen Muskeln zu entlasten. Manchmal werden spezielle Nahrungsergänzungsmittel oder diätetische Anpassungen empfohlen, um ein besseres Elektrolytgleichgewicht zu erhalten.

Kapitel 6

Ernährung und Flüssigkeitszufuhr bei Patienten in der Nephrologie

- **Die Bedeutung der Ernährung bei Niereninsuffizienz**: Diät mit wenig Natrium, Kalium und Phosphor.

Eine natrium-, kalium- und phosphorarme Diät ist ein wesentlicher Bestandteil der Behandlung von Patienten mit Nierenerkrankungen. Wenn die Nieren nicht mehr richtig funktionieren, können sie den Überschuss an diesen Mineralien nicht mehr effektiv ausscheiden, was zu schweren Ungleichgewichten im Körper führen kann, die das Herz, die Knochen und andere lebenswichtige Systeme beeinträchtigen. Die Einführung einer solchen Diät kann diese Ungleichgewichte eindämmen, das Fortschreiten der Nierenerkrankung verringern und die Lebensqualität der Patienten verbessern. Diese Art von Diät erfordert jedoch besondere Sorgfalt bei der Auswahl und der Menge der Nahrungsmittel, da diese Mineralien in vielen Produkten des täglichen Lebens enthalten sind.

Natrium: Begrenzung von Wassereinlagerungen und Bluthochdruck

Natrium, das hauptsächlich in Tafelsalz enthalten ist, spielt eine Schlüsselrolle bei der Regulierung des Wasserhaushalts und des Blutdrucks. Wenn die Nieren versagen, ist ihre Fähigkeit zur Ausscheidung von Natrium beeinträchtigt, was zu einer Ansammlung von Natrium im Körper führt. Diese Ansammlung führt zu Wassereinlagerungen, die Bluthochdruck und Ödeme (Schwellungen) verschlimmern und das Risiko einer Überlastung des Herzens erhöhen. Eine natriumarme Diät zielt daher auf die Reduzierung des Salzkonsums ab, um diesen Komplikationen vorzubeugen.

Patienten mit Nierenerkrankungen sollten besonders auf **versteckte Natriumquellen** in verarbeiteten Lebensmitteln achten, wie Fertiggerichte, Wurstwaren, industriell hergestellte Soßen und salzige Snacks. Auch Lebensmittel, die nicht salzig erscheinen, können erhebliche Mengen an Natrium enthalten, wie z.B. industriell hergestelltes Brot oder Müsli. Es wird oft empfohlen, selbst zu kochen und Salz zu vermeiden und salzige

Gewürze durch Gewürze, frische Kräuter oder Zitronensaft zu ersetzen, um den Geschmack zu verbessern, ohne die Natriumaufnahme zu erhöhen.

Die Einhaltung dieser Einschränkung ist entscheidend, da ein hoher Natriumkonsum den Gesundheitszustand eines Nierenpatienten schnell verschlechtern kann, insbesondere wenn er auf Dialyse angewiesen ist oder an Herzinsuffizienz leidet. Eine spezielle Ernährungsberatung wird oft von einem Diätspezialisten durchgeführt, um dem Patienten zu helfen, natriumreiche Lebensmittel zu identifizieren und die beste Wahl zu treffen.

Kalium: Vermeidung von Herzkomplikationen

Kalium ist ein wichtiger Mineralstoff für die Muskel- und Nervenfunktion, insbesondere für die Regulierung des Herzschlags. Bei Patienten mit Nierenerkrankungen kann die Unfähigkeit der Nieren, überschüssiges Kalium aus dem Blut zu entfernen, zu einer Hyperkaliämie (hoher Kaliumspiegel) führen, die gefährlich ist, da sie zu Herzrhythmusstörungen oder sogar zum Herzstillstand führen kann.

Um diesen Komplikationen vorzubeugen, müssen die Patienten eine **kaliumarme Diät** einhalten und den Verzehr von Lebensmitteln einschränken, die von Natur aus reich an diesem Mineral sind. Zu diesen Lebensmitteln gehören viele Obst- und Gemüsesorten, wie Bananen, Orangen, Kartoffeln, Tomaten und Spinat. Dies kann die Durchführung dieser Diät sehr schwierig machen, da diese Nahrungsmittel oft als gesund angesehen werden, aber für Nierenpatienten schädlich sind, wenn sie im Übermaß konsumiert werden.

Methoden der Nahrungszubereitung können jedoch helfen, den Kaliumgehalt zu reduzieren. Beispielsweise wird empfohlen, Gemüse (wie Kartoffeln oder Karotten) zu kochen und das Kochwasser wegzuschütten, da ein Teil des Kaliums mit dem Wasser ausgeschieden wird. Einige Obstsorten können durch kaliumarme Alternativen ersetzt werden, wie Äpfel, Beeren oder Birnen. Die Begleitung durch einen Diätspezialisten ist wichtig, um eine angemessene Nährstoffzufuhr zu gewährleisten und gleichzeitig das Risiko einer Hyperkaliämie zu vermeiden.

Phosphor: Erhaltung der Gesundheit von Knochen und Gefäßen

Phosphor ist ein Mineral, das für die Gesundheit von Knochen und Zähnen notwendig ist, aber wenn die Nieren es nicht mehr richtig ausscheiden können, sammelt es sich im Blut an und führt zu einem anormalen Kalzium- und Phosphorgehalt. Dieses Ungleichgewicht kann zu Kalziumablagerungen in den Blutgefäßen, Gelenken und Organen führen, was das Risiko von Herz-Kreislauf-Erkrankungen, Gelenkschmerzen und renaler Osteodystrophie (Knochenbrüchigkeit) erhöht.

Um diese Komplikationen zu vermeiden, wird eine **phosphorarme Diät** empfohlen, die eine Reduzierung des Verzehrs bestimmter phosphorreicher Nahrungsmittel wie Milchprodukte (Milch, Käse), verarbeitetes Fleisch, fetter Fisch, Nüsse, Hülsenfrüchte und Cola-Getränke beinhaltet. Diese Lebensmittel sind häufig reich an Proteinen, was es schwierig machen kann, die Ernährungsbedürfnisse des Patienten mit der Notwendigkeit einer Phosphorbeschränkung in Einklang zu bringen.

Die Patienten sollten sich auch der phosphorreichen **Lebensmittelzusatzstoffe** bewusst sein, die häufig in verarbeiteten Lebensmitteln und kohlensäurehaltigen Getränken enthalten sind. Diese Zusatzstoffe werden normalerweise als Konservierungsmittel oder zur Verbesserung der Textur von Produkten verwendet, können aber die Phosphoraufnahme erheblich erhöhen, ohne dass dies sofort auf den Etiketten sichtbar ist.

Zusätzlich zu einer phosphorarmen Diät können den Patienten **Phosphorchelatoren** verschrieben werden, Medikamente, die den

Phosphor im Darm binden und verhindern, dass er in das Blut aufgenommen wird. Diese Medikamente müssen parallel zu den Mahlzeiten eingenommen werden, um wirksam zu sein. Der Phosphorhaushalt ist besonders wichtig, um die Knochengesundheit langfristig zu erhalten und Gefäßverkalkungen zu verhindern.

- **Die Einbeziehung des Pflegers in die Überwachung der Ernährung**: Anpassung der Mahlzeiten, Überwachung der Flüssigkeitszufuhr.

Die Anpassung der Mahlzeiten und die Überwachung der Flüssigkeitszufuhr sind zwei entscheidende Elemente bei der Behandlung von Patienten mit Nierenerkrankungen. Diese Ernährungsanpassungen zielen darauf ab, Komplikationen aufgrund von Mineralstoff- und Flüssigkeitsungleichgewichten zu verhindern und gleichzeitig die spezifischen Einschränkungen jedes einzelnen Patienten zu berücksichtigen. Für einen Pfleger ist es wichtig, die Prinzipien dieser Anpassungen zu verstehen und die Ernährung und den Wasserverbrauch des Patienten in Zusammenarbeit mit dem medizinischen Team und den Diätassistenten genau zu überwachen.

Anpassung der Mahlzeitentabletts: Erfüllung der Ernährungsbedürfnisse unter Berücksichtigung der Einschränkungen

Die Anpassung von Tabletts für Patienten mit Nierenerkrankungen ist unerlässlich, um eine ausgewogene Ernährung zu gewährleisten und gleichzeitig die zahlreichen Einschränkungen zu beachten, die mit dieser Art von Krankheit einhergehen. Patienten mit Niereninsuffizienz müssen oft spezielle Diäten einhalten, die je nach Verlauf der Krankheit wenig Natrium, Kalium, Phosphor und manchmal auch wenig Protein enthalten. Die Anpassung der Mahlzeiten bedeutet nicht nur, bestimmte Nahrungsmittel zu reduzieren oder zu eliminieren, sondern auch dafür zu sorgen, dass die Mahlzeiten appetitlich und abwechslungsreich sind, um die Patienten zu ermutigen, trotz der Einschränkungen ausreichend zu essen.

Bei einer **natriumarmen** Diät ist es beispielsweise entscheidend, salzreiche Lebensmittel wie Wurstwaren, Fertiggerichte, Konserven und industriell hergestellte Gewürze zu vermeiden. Stattdessen sollten die Mahlzeiten aus frischen Zutaten zubereitet werden, wobei Kräuter, milde Gewürze und salzfreie Alternativen verwendet werden sollten, um den Geschmack zu verstärken. **Kaliumreiche** Lebensmittel wie Bananen, Kartoffeln oder Tomaten sollten ebenfalls eingeschränkt werden und manchmal ist es notwendig, spezielle Kochtechniken zu bevorzugen, wie z.B. das Kochen von Gemüse und das Wegschütten des Kochwassers, um den Kaliumgehalt zu reduzieren.

Darüber hinaus muss bei der Anpassung der Mahlzeiten die Begrenzung von **Phosphor** berücksichtigt werden, einem Mineralstoff, der in Milchprodukten, verarbeitetem Fleisch, fettem Fisch und vielen verarbeiteten Lebensmitteln enthalten ist. Der Ersatz dieser Produkte durch phosphorarme Lebensmittel wie bestimmte Obst- und Gemüsesorten sowie die Zugabe von hochwertigen Proteinen in kontrollierten Mengen (wie Eiweiß oder mageres Fleisch) ermöglicht es, den Nährstoffbedarf zu decken, ohne die Nieren zu überlasten.

Schließlich darf auch der psychologische Aspekt nicht vernachlässigt werden. Es ist wichtig, dass die Mahlzeiten trotz der Einschränkungen attraktiv und abwechslungsreich bleiben, um die Patienten zu ermutigen, sich gut zu ernähren. Monotone oder geschmacklose Mahlzeiten können die Patienten entmutigen und zu Mangelernährung führen, einem häufigen Problem bei Menschen mit chronischen Krankheiten. Eine Begleitung durch einen Ernährungsberater ist oft unerlässlich, um Mahlzeiten zu entwerfen, die Genuss und Gesundheit miteinander verbinden und gleichzeitig die durch die Krankheit auferlegten Grenzen respektieren.

Überwachung der Flüssigkeitszufuhr: ein heikles Gleichgewicht, um eine Über- oder Austrocknung zu vermeiden

Die Flüssigkeitszufuhr bei Patienten mit Nierenerkrankungen ist eine ständige Herausforderung, insbesondere bei Patienten mit fortgeschrittener Niereninsuffizienz oder Dialysepatienten. Die Nieren sind nicht mehr in der Lage, überschüssige Flüssigkeit effizient auszuscheiden, was zu Wasseransammlungen im Körper führen kann, die Ödeme, Bluthochdruck und Herz- oder Lungenkomplikationen verursachen. Um diese Komplikationen zu vermeiden, ist es wichtig, die Flüssigkeitszufuhr zu begrenzen und sicherzustellen, dass die Patienten nicht an Dehydrierung leiden.

Die erlaubte **Flüssigkeitsmenge** pro Tag hängt vom Zustand des Patienten und der Menge an Urin ab, die er produziert. Bei einigen Dialysepatienten kann die Flüssigkeitszufuhr auf etwa 500 bis 1000 Milliliter pro Tag begrenzt werden, je nachdem, wie viel Restflüssigkeit die Nieren ausscheiden können. Dies umfasst nicht nur Wasser und Getränke, sondern auch die Flüssigkeit in Nahrungsmitteln wie Suppen, saftigen Früchten (wie Melonen oder Orangen) und Eiscreme. Eine strenge Überwachung dieser Zufuhr ist notwendig, um eine Überwässerung zu vermeiden, die zu ernsthaften Komplikationen wie Lungenödemen oder Herzversagen führen kann.

Der Pfleger muss daher darauf achten, dass die Menge der aufgenommenen Flüssigkeit streng kontrolliert wird. Dazu gehört auch, sicherzustellen, dass der Patient die täglichen Trinkempfehlungen einhält, indem er regelmäßig kleine Mengen Wasser anstelle von großen Mengen auf einmal zu sich nimmt, um die Flüssigkeitszufuhr besser über den Tag zu verteilen. Tricks wie die Verwendung von kleinen Tassen oder Bechern können ebenfalls dazu beitragen, übermäßiges Trinken zu vermeiden. Darüber hinaus ist es wichtig, dem Patienten die Gründe für diese Einschränkungen zu erklären, um seine Zustimmung zu erhalten und Frustrationen aufgrund von Durst zu vermeiden, die sehr intensiv sein können.

In manchen Fällen ist der **Umgang mit Durst** eine echte Herausforderung, insbesondere für Patienten, die aufgrund ihrer Ernährung oder der Medikamente, die sie einnehmen, übermäßigen Durst verspüren. Um dieses Gefühl zu kontrollieren, können Alternativen angeboten werden, wie das Kauen von Eiswürfeln, das Spülen des Mundes mit kühlem Wasser, ohne es zu schlucken, oder der Verzehr von wasserreichen, aber kaliumarmen Früchten wie Äpfel oder Birnen in kleinen Mengen.

Die **Überwachung des Gewichts** ist eine weitere wichtige Methode, um den Wasserhaushalt des Patienten zu überwachen. Eine schnelle Gewichtszunahme zwischen zwei Dialysebehandlungen ist oft ein Zeichen von Wassereinlagerungen. Das Gewicht des Patienten sollte täglich, idealerweise zur gleichen Zeit, gemessen werden, um sicherzustellen, dass der Patient nicht übermäßig an Gewicht zunimmt, was auf eine Überwässerung zurückzuführen ist. Eine plötzliche Gewichtszunahme sollte dem medizinischen Team mitgeteilt werden, da dies ein Hinweis darauf sein kann, dass die Wasseraufnahme zu hoch ist oder die Dialyse nicht ausreichend wirksam ist.

- **Unterstützung der kontrollierten Flüssigkeitszufuhr**: Berechnung und Überwachung der Flüssigkeitsbilanz gemäß den Vorgaben.

Die Berechnung und Überwachung der Wasserbilanz gemäß den Vorgaben ist ein unverzichtbarer Schritt in der Behandlung von Patienten mit Nierenerkrankungen, insbesondere von Patienten mit akuter oder fortgeschrittener chronischer Niereninsuffizienz. Diese Patienten haben eine verminderte Fähigkeit, Flüssigkeit auszuscheiden, was zu Wasseransammlungen im Körper führen kann, die Ödeme, Bluthochdruck und andere schwerwiegende Komplikationen wie Lungenödeme oder Herzversagen verursachen können. Die Überwachung des Wasserhaushalts besteht darin, die Flüssigkeitsaufnahme und den Flüssigkeitsverlust (insbesondere die Diurese) zu vergleichen, um ein optimales Gleichgewicht aufrechtzuerhalten und eine Überwässerung oder Dehydrierung zu vermeiden. Die Einhaltung der ärztlichen Verordnungen ist für ein effektives Flüssigkeitsmanagement von entscheidender Bedeutung.

Berechnung der Wasserbilanz: Verständnis des Konzepts und seiner Bedeutung

Die Flüssigkeitsbilanz ist die Differenz zwischen der Flüssigkeitsaufnahme und dem Flüssigkeitsverlust. Sie wird verwendet, um zu beurteilen, ob der Patient genügend Flüssigkeit ausscheidet, um die verbrauchte Flüssigkeit zu kompensieren. Bei Patienten mit Niereninsuffizienz sind die Nieren nicht mehr in der Lage, überschüssige Flüssigkeit effizient auszuscheiden, was zu Wassereinlagerungen führen kann. Umgekehrt kann eine übermäßige Ausscheidung ohne ausreichende Zufuhr zu einer Dehydrierung führen. Die Überwachung dieses Gleichgewichts ist daher unerlässlich, um die Pflege anzupassen und gefährliche Ungleichgewichte zu vermeiden.

Um die Flüssigkeitsbilanz zu berechnen, muss zunächst die **Flüssigkeitsaufnahme** erfasst werden, die nicht nur aus Wasser und Getränken besteht, sondern auch aus Flüssigkeiten in der Nahrung (z.B. Suppen, wasserreiche Früchte) und aus intravenös verabreichten Flüssigkeiten (Infusionen). Zweitens müssen die **Flüssigkeitsverluste** gemessen werden, vor allem die Diurese (die Menge an produziertem Urin), aber auch andere, weniger sichtbare Verluste wie Erbrechen, Durchfall oder auch die unmerklichen Verluste durch Schwitzen und Atmen.

Die Berechnung der Wasserbilanz ist sehr einfach: Die Verluste des Körpers werden von der Wasserzufuhr abgezogen. Eine **positive Wasserbilanz** bedeutet, dass der Patient mehr Flüssigkeit ansammelt als er ausscheidet, was zu einer Überwässerung führen kann. Umgekehrt bedeutet eine **negative**

Wasserbilanz, dass mehr Wasser verloren geht als zugeführt wird, was zu einer Dehydrierung führen kann.

Überwachung der Flüssigkeitszufuhr: Einhaltung der ärztlichen Anordnungen

Bei Nierenpatienten ist die Flüssigkeitszufuhr oft streng begrenzt, je nach der verbleibenden Fähigkeit der Nieren, Wasser auszuscheiden. Die ärztlichen Anweisungen variieren je nach Urinmenge, die der Patient produziert (falls er noch Urin produziert), seinem allgemeinen Zustand und seinem Aktivitätsniveau. Einem Dialysepatienten wird beispielsweise eine Flüssigkeitszufuhr von 500 bis 1000 Millilitern pro Tag vorgeschrieben, die Wasser, Getränke und flüssige Nahrungsmittel umfasst.

Der Pfleger spielt eine wesentliche Rolle bei der **strengen Überwachung der Flüssigkeitszufuhr**. Er muss sicherstellen, dass der Patient die verordnete Flüssigkeitsmenge nicht überschreitet, auch wenn das Durstgefühl sehr stark ist, was für den Patienten schwierig zu bewältigen sein kann. Dies bedeutet, dass Sie jedes Glas Wasser, jede Tasse Kaffee oder jede Portion Suppe sorgfältig zählen und aufschreiben müssen, um die festgelegte Grenze nicht zu überschreiten. Kleine Tricks, wie das Kauen von Eiswürfeln oder die Verwendung von kleinen Tassen, um die Menge zu verteilen, können helfen, diese Einschränkungen einzuhalten, ohne dass der Patient zu frustriert ist.

Überwachung des Flüssigkeitsverlustes: Messen und Protokollieren der Diurese

Die Messung der **Diurese** (Urinproduktion) ist die wichtigste Methode zur Überwachung des Wasserverlustes. Bei Nierenpatienten kann die Menge des produzierten Urins sehr gering (Oligurie) oder gar nicht vorhanden (Anurie) sein, was den Schweregrad der Niereninsuffizienz widerspiegelt. Die Diurese wird über einen Zeitraum von 24 Stunden gemessen, um eine genaue Bewertung zu erhalten. Jede Blasenentleerung wird gesammelt und genau gemessen, um die Gesamtmenge an Urin zu berechnen, die im Laufe des Tages produziert wird.

Wenn der Patient eine Dialyse erhält, ist es auch wichtig, die Menge an Flüssigkeit zu messen, die während der Sitzung von der Maschine entnommen wird. Dies ist Teil des **Flüssigkeitsverlustes** und diese Information ist entscheidend, um die Flüssigkeitszufuhr zwischen den Sitzungen anzupassen. Wenn die Dialyse eine große Menge an Flüssigkeit entfernt hat, kann die Flüssigkeitszufuhr unter ärztlicher Aufsicht manchmal leicht erhöht werden, aber ein Ungleichgewicht sollte vermieden werden.

Andere Verluste, wie Erbrechen oder Durchfall, müssen ebenfalls erfasst werden, da sie zu einem erheblichen Verlust an Wasser und Elektrolyten führen können. Der Pfleger sollte jede Episode von Erbrechen oder Durchfall überwachen und die ungefähre Menge der verlorenen Flüssigkeit notieren.

Anpassung der Pflege an den Wasserhaushalt

Sobald die Wasserbilanz berechnet wurde, ist es wichtig, sie in Abhängigkeit vom Zustand des Patienten und den therapeutischen Zielen zu analysieren. Ein **positiver Wasserhaushalt** kann auf einen Flüssigkeitsüberschuss hinweisen, der durch Symptome wie Ödeme (Schwellungen), Kurzatmigkeit oder eine schnelle Gewichtszunahme angezeigt wird. In diesem Fall sind oft Korrekturmaßnahmen erforderlich, wie z.B. eine Reduzierung der Flüssigkeitszufuhr, eine Anpassung der diuretischen Behandlung oder eine Dialysebehandlung, um die überschüssige Flüssigkeit zu entfernen.

Umgekehrt kann eine **negative Wasserbilanz** ein Zeichen von Dehydrierung sein. Zu den Symptomen gehören Mundtrockenheit, niedriger Blutdruck, erhöhte Müdigkeit und manchmal Schwindel. In diesem Fall ist eine Neubewertung der

Flüssigkeitszufuhr erforderlich, um den Patienten auf kontrollierte Weise zu rehydrieren.

Der Pfleger spielt eine Schlüsselrolle bei der Anpassung der Pflege, indem er die Aufnahme und den Verlust genau dokumentiert und dem medizinischen Team jede Anomalie meldet. Eine sorgfältige Überwachung ermöglicht eine schnelle Reaktion auf die ersten Anzeichen von Überlastung oder Dehydrierung und verhindert so schwerwiegende Komplikationen wie Lungenödeme oder Herzversagen, die bei Nierenpatienten ein großes Risiko darstellen.

Kapitel 7

Psychologische Unterstützung für nephrologische Patienten

- **Die psychologischen Auswirkungen von Nierenerkrankungen**: Stress, Angst, Depression.

Stress, Angst und Depression sind häufige psychologische Reaktionen bei Patienten mit chronischen Krankheiten wie Niereninsuffizienz. Diese Emotionen werden durch die Ungewissheit, die Einschränkungen der Behandlung und die radikalen Veränderungen des Lebensstils hervorgerufen. Der Alltag dieser Patienten wird oft von Dialysebehandlungen, restriktiven Diäten und der ständigen Sorge über den Verlauf ihrer Krankheit bestimmt. Das Verständnis und die Behandlung dieser psychologischen Aspekte ist von entscheidender Bedeutung, da das psychische Wohlbefinden einen direkten Einfluss auf den Umgang mit der Krankheit und die Lebensqualität hat.

Stress: der tägliche Druck durch Behandlungen und Ungewissheit

Stress ist oft mit der Bewältigung der physischen und emotionalen Belastungen verbunden, die die Nierenerkrankung mit sich bringt. Die Behandlung, insbesondere die Dialyse, erfordert eine strenge Disziplin, regelmäßige Krankenhausbesuche und die strikte Einhaltung von Ernährungs- und Trinkbeschränkungen. Dies erzeugt einen ständigen Druck auf den Patienten, der sich nicht nur an diese Anforderungen anpassen muss, sondern auch mit den möglichen Nebenwirkungen der Behandlung wie Müdigkeit, Krämpfen oder niedrigem Blutdruck zurechtkommen muss.

Stress kann auch durch die Ungewissheit über den Verlauf der Krankheit verursacht werden. Die Patienten sind oft mit der Angst konfrontiert, nicht zu wissen, ob sich ihr Zustand stabilisieren oder verschlechtern wird, oder ob sie eines Tages eine Transplantation in Betracht ziehen müssen. Dieses Gefühl der Unvorhersehbarkeit führt zu einer ständigen Anspannung, bei der jede neue Analyse oder Konsultation zu einer Stressquelle wird. Einige Patienten fühlen sich auch sozial unter Druck gesetzt, da sie ihre täglichen Aktivitäten, ihre Arbeit oder ihre Familie an die Anforderungen ihrer Behandlung anpassen müssen.

Die Stressbewältigung ist daher für die Aufrechterhaltung des emotionalen Gleichgewichts von entscheidender Bedeutung. Es ist wichtig, dass das Pflegepersonal die Anzeichen von Stress wie übermäßige Müdigkeit, Reizbarkeit oder Schlafstörungen erkennt und Unterstützung anbietet, sei es durch beruhigende Gespräche, die Anwendung von Entspannungstechniken oder die Überweisung an einen Psychologen.

Angst: die ständige Angst vor einer Verschlechterung der Gesundheit

Angst geht über den täglichen Stress hinaus. Sie ist eine tiefere und anhaltende Form der Besorgnis, die oft mit irrationalen oder übertriebenen Ängsten verbunden ist. Bei Nierenpatienten kann sich diese Angst in der ständigen Furcht vor einer Verschlechterung ihres Gesundheitszustandes, vor der Möglichkeit einer plötzlichen Komplikation oder der Möglichkeit, nicht für eine Transplantation in Frage zu kommen, äußern. Diese Angst wird durch den chronischen und unheilbaren Charakter der Niereninsuffizienz genährt, der die Patienten in einen Zustand ständiger Wachsamkeit versetzt, in dem sie immer das Schlimmste befürchten.

Die Dialysesitzungen selbst können eine Quelle der Angst sein. Für manche Patienten ist die Vorstellung, von einer Maschine abhängig zu sein, um zu überleben, zutiefst beängstigend. Andere fürchten sich vor möglichen Komplikationen während der Dialyse, wie niedriger Blutdruck oder Krämpfe, oder mögliche Infektionen durch den Gefäßzugang. Hinzu kommt die Angst vor einem weiteren Verlust an Autonomie und der Notwendigkeit, ihre Aktivitäten oder sozialen Interaktionen weiter einzuschränken.

Angstzustände äußern sich durch körperliche Symptome wie Herzklopfen, Zittern, übermäßiges Schwitzen und manchmal

Panikattacken. Psychologisch gesehen können sich die Patienten nervös, angespannt oder unfähig zu entspannen fühlen. Daher ist es wichtig, emotionale Unterstützung anzubieten, um diese Ängste zu lindern. Das Pflegepersonal, insbesondere die Pfleger, die in direktem und regelmäßigem Kontakt mit den Patienten stehen, spielen eine wichtige Rolle bei der Schaffung eines Klimas des Vertrauens und der einfühlsamen Beantwortung von Fragen und Ängsten. Manchmal kann eine psychologische oder psychiatrische Betreuung erforderlich sein, die von einem auf Angstbewältigung spezialisierten Fachmann durchgeführt wird.

Depression: Sinnverlust und das Gefühl der Hilflosigkeit

Depressionen sind oft eine Folge der mentalen Erschöpfung, die sich durch eine chronische Krankheit angesammelt hat. Bei Nierenpatienten treten Depressionen häufig auf, wenn die Krankheit als eine unüberwindbare Belastung empfunden wird. Die Vorstellung, mit einer schweren Erkrankung leben zu müssen, die eine lebenslange Behandlung erfordert, kann zu einem tiefen Gefühl der Verzweiflung und Entmutigung führen. Der Patient kann das Gefühl haben, keine Kontrolle mehr über sein Leben zu haben.

Dieses Gefühl der Hilflosigkeit wird durch die Abhängigkeit von der Dialyse oder der ständigen medizinischen Versorgung noch verstärkt. Manche Patienten werden depressiv, wenn sie daran denken, dass sie nie wieder ihre Selbständigkeit erlangen oder das Leben führen können, das sie vor der Erkrankung geführt haben. Depressionen bei diesen Patienten können sich in Rückzug, Verlust des Interesses an Aktivitäten, die sie früher genossen haben, Appetitlosigkeit, Schlafstörungen und sogar Selbstmordgedanken äußern.

Wenn eine Depression nicht behandelt wird, kann sie sich direkt auf die Therapietreue auswirken. Ein depressiver Patient kann seine Pflege vernachlässigen, sich nicht mehr an seine Diät halten oder Dialysebehandlungen versäumen, was seinen Gesundheitszustand verschlechtern kann. Daher ist es wichtig, dass das Pflegepersonal auf Anzeichen einer Depression achtet, wie z.B. Apathie, ständige Traurigkeit oder Desinteresse an sozialen Interaktionen. Die Behandlung von Depressionen erfordert oft eine multidisziplinäre Begleitung, die psychologische Unterstützung, möglicherweise eine medikamentöse Behandlung und eine regelmäßige Überwachung durch medizinisches Fachpersonal umfasst.

- **Unterstützung des Patienten bei chronischer Müdigkeit**: Techniken des Zuhörens und der Begleitung.

Techniken des Zuhörens und der Begleitung sind für eine effektive und wohlwollende Unterstützung der Patienten von entscheidender Bedeutung, insbesondere in der Nephrologie, wo die Pflege oft über den medizinischen Aspekt hinausgeht und auch die emotionale Unterstützung einschließt. Patienten mit chronischen Nierenerkrankungen sind mit schweren Behandlungen wie Dialyse und großen Veränderungen in ihrem Lebensstil konfrontiert. Sie können Angst, Stress und Gefühle der Unsicherheit oder Einsamkeit erleben. Aus diesen Gründen ist aktives Zuhören und eine einfühlsame und respektvolle Begleitung des Patienten von entscheidender Bedeutung, um das psychische Wohlbefinden zu fördern und die Einhaltung der Behandlung zu erleichtern.

Aktives Zuhören: voll und ganz für den Patienten da sein

Aktives Zuhören ist eine grundlegende Technik bei der Begleitung von Patienten. Es bedeutet, auf das zu achten, was der Patient ausdrückt, nicht nur mit seinen Worten, sondern auch durch sein Verhalten, seinen Tonfall und seine Emotionen. Aktives Zuhören geht über das passive Hören hinaus und beinhaltet eine aufmerksame Haltung, eine offene Körperhaltung und Antworten, die dem Patienten zeigen, dass er gehört und verstanden wird.

Der erste Schritt zum aktiven Zuhören ist, für den Patienten **voll präsent** zu sein. Das bedeutet, dass Sie Ablenkungen vermeiden sollten, wie z.B. das Nachschlagen in Unterlagen oder die Unterbrechung des Gesprächs. Es ist wichtig, einen wohlwollenden Blickkontakt aufrechtzuerhalten und eine Haltung einzunehmen, die zu einem vertraulichen Gespräch einlädt, ohne zu urteilen. Dies schafft ein Klima des Vertrauens, in dem sich der Patient sicher fühlt, seine Sorgen, Ängste oder Zweifel zu äußern, ohne Angst haben zu müssen, missverstanden oder ignoriert zu werden.

Zu den speziellen Techniken des aktiven Zuhörens gehören einfache, aber wirkungsvolle Gesten wie **Nicken, um** zu zeigen, dass man dem Patienten folgt, oder **kurze verbale Antworten** wie "Ich sehe", "Ich verstehe", die bestätigen, dass die Pflegekraft aufmerksam ist. **Offene Fragen** ermutigen den Patienten, sich mehr zu äußern, und helfen dabei, seine wahren Gefühle besser zu verstehen. Statt einer geschlossenen Frage wie "Wie geht es Ihnen?" ist es beispielsweise effektiver zu fragen: "Wie fühlen Sie sich heute mit Ihrer Behandlung?". Dies lädt den Patienten dazu ein, über tiefere Gefühle nachzudenken und diese mitzuteilen.

Empathie: die Emotionen des Patienten verstehen

Empathie ist das Herzstück einer erfolgreichen Begleitung. Es ist die Fähigkeit, sich in die Lage des Patienten zu versetzen, seine Emotionen und sein Leiden zu verstehen, ohne davon überwältigt zu werden. In der Nephrologie sind die Patienten mit anstrengenden Behandlungen und einer ungewissen Zukunft konfrontiert, was zu Angst, Stress und sogar Wut führen kann. Einfühlungsvermögen hilft, diese emotionale Belastung zu mildern, indem es die Gefühle des Patienten anerkennt und bestätigt.

Eine einfühlsame Antwort ist nicht einfach nur "Ich verstehe", sondern eine Neuformulierung der Äußerungen des Patienten, um ihm zu zeigen, dass seine Gefühle legitim sind. Wenn ein Patient beispielsweise gesteht, dass er sich durch die Dialyse erschöpft und entmutigt fühlt, könnte eine empathische Antwort lauten: "Ich sehe, dass die Dialysesitzungen für Sie sehr anstrengend sind, es muss schwierig sein, jede Woche damit umzugehen." Diese Reformulierung zeigt dem Patienten nicht nur, dass seine Gefühle gehört werden, sondern ermutigt ihn auch, weiterhin seine Gefühle zu äußern und stärkt so das Vertrauensverhältnis.

Einfühlungsvermögen zeigt sich auch in einfachen, aber bedeutsamen **körperlichen Gesten**, wie einer sanft auf die Schulter des Patienten gelegten Hand oder einem freundlichen Lächeln, die ohne Worte Trost spenden. Diese kleinen Gesten machen die Beziehung zwischen Pfleger und Patient menschlicher und zeigen, dass der Pfleger nicht nur für die Behandlung der Krankheit da ist, sondern auch für die Unterstützung der Person als Ganzes.

Validierung von Emotionen: Anerkennen ohne zu urteilen

Eine der wichtigsten Techniken der Begleitung ist die **Validierung von Emotionen**. Dies bedeutet, die Gefühle des Patienten anzuerkennen, ohne sie zu verharmlosen oder zu verurteilen. Allzu oft kann das Pflegepersonal angesichts der Verzweiflung oder Frustration des Patienten versucht sein, zu schnell zu beruhigen oder die Emotionen zu rationalisieren ("Keine Sorge, es wird alles gut"). Dies kann dem Patienten jedoch das Gefühl geben, dass seine Gefühle nicht ernst genommen werden.

Stattdessen bedeutet die Validierung der Emotionen des Patienten, sie **ohne Bewertung** anzunehmen, egal ob es sich um Traurigkeit, Wut oder Sorge handelt. Wenn ein Patient beispielsweise Frustration äußert, weil er sich von der Dialyse abhängig fühlt, ist es wichtig, anstatt sofort mit Ratschlägen oder Lösungen zu reagieren, zunächst dieses Gefühl anzuerkennen: "Ich verstehe, dass diese Abhängigkeit von der Dialyse frustrierend sein kann, es ist eine große Umstellung, mit der man täglich leben muss". Dies zeigt dem Patienten, dass sein Gefühl normal ist und dass seine Emotionen legitim sind.

Die Validierung von Emotionen löst das Problem nicht, aber sie beruhigt oft die Seele des Patienten, indem sie ihm das Gefühl gibt, verstanden und unterstützt zu werden, was ausreichen kann, um einen Teil seiner Angst zu verringern.

Begleiten ohne zu lenken: Ermutigung zur Selbständigkeit

Begleitung bedeutet nicht immer, Lösungen oder Antworten zu geben. Oft geht es darum, **anzuleiten, aber nicht zu führen**, d.h. den Patienten zu ermutigen, eigene Lösungen zu finden und Entscheidungen über seine Gesundheit zu treffen. Dies ist besonders wichtig bei chronischen Krankheiten wie Niereninsuffizienz, wo der Patient lernen muss, seine Behandlung langfristig zu verwalten und sich an neue Belastungen anzupassen.

Die Autonomie zu fördern bedeutet, offene Fragen zu stellen, die den Patienten dazu veranlassen, über seine eigenen Ressourcen und Entscheidungen nachzudenken. Anstatt einem Patienten beispielsweise zu sagen, was er angesichts einer Schwierigkeit tun soll, kann man ihn fragen: "Welche Lösungen könnten Ihnen helfen, besser mit Ihrer Müdigkeit nach den Dialysesitzungen umzugehen?". Dies ermöglicht es dem Patienten, sich aktiv an seiner Behandlung zu beteiligen und sein Gefühl der Kontrolle über seine Krankheit zu stärken.

Es ist auch wichtig, den Patienten bei der Entscheidungsfindung zu begleiten, ohne ihn mit technischen Informationen oder komplexen Entscheidungen zu überfordern. Der Pfleger kann beispielsweise einfache und gut erklärte Optionen vorschlagen, den Patienten zu Lösungen führen und dabei seine Vorlieben und Fähigkeiten respektieren.

Emotionale Betreuung: Dauerhaft präsent sein

Schließlich ist die Begleitung nicht auf einen bestimmten Moment beschränkt, sondern langfristig angelegt. Patienten mit chronischen Krankheiten erleben **emotionale Höhen und Tiefen** und es ist wichtig, dass der Betreuer nicht nur in Krisenzeiten, sondern auch im Alltag zur Verfügung steht. Dies bedeutet, die emotionale Entwicklung des Patienten **regelmäßig** zu **beobachten**, zu überprüfen, wie er sich fühlt, und sicherzustellen, dass er sich nicht isoliert oder verlassen fühlt.

Die emotionale Überwachung ermöglicht es, frühe Anzeichen von Depressionen oder übersteigerten Ängsten zu erkennen und einzugreifen, bevor diese Probleme zu einer zu großen Belastung werden. Ein einfaches "Wie fühlen Sie sich heute?" oder "Gibt es etwas, das Ihnen im Moment Sorgen bereitet?" kann den Weg für wichtige Gespräche ebnen und dem Patienten einen Raum bieten, um seine Sorgen zu äußern.

- **Die helfende Beziehung am Lebensende oder während der Wartezeit auf eine Transplantation**: Ethische und emotionale Begleitung.

Die ethische und emotionale Begleitung ist ein wesentlicher Bestandteil der nephrologischen Pflege, bei der die menschliche Dimension ebenso wichtig ist wie die medizinische Versorgung. Patienten mit chronischer oder terminaler Nierenerkrankung stehen vor großen Herausforderungen, sowohl physisch als auch emotional. Das Leiden, das mit dem fortschreitenden Verlust der Selbständigkeit, der Abhängigkeit von Behandlungen wie der Dialyse und der Ungewissheit über die Zukunft verbunden ist, führt oft zu tiefen Ängsten. Die Begleitung in diesem Zusammenhang beschränkt sich nicht nur auf die Behandlung der medizinischen Symptome, sondern beinhaltet auch emotionale Unterstützung und die Berücksichtigung ethischer Werte, die die Würde und die Entscheidungen des Patienten respektieren.

Ethische Begleitung: die Würde und die Entscheidungen des Patienten respektieren

Die ethische Begleitung beruht auf grundlegenden Prinzipien, die darauf abzielen, die Würde, die Autonomie und die Rechte der Patienten zu respektieren. In der nephrologischen Versorgung sind diese Prinzipien von entscheidender Bedeutung, da die Patienten häufig vor schwierigen Entscheidungen bezüglich ihrer Behandlung stehen, insbesondere in Bezug auf Hämodialyse, Peritonealdialyse oder in einigen Fällen auch auf die Beendigung der Behandlung. Als Pflegekraft ist es von entscheidender Bedeutung, dass jeder Patient mit Respekt behandelt wird und dass seine Entscheidungen berücksichtigt werden, auch wenn sie den medizinischen Erwartungen zu widersprechen scheinen.

Die Autonomie des Patienten steht im Mittelpunkt der ethischen Begleitung. Dies bedeutet, dass jeder Mensch das Recht hat, aktiv an den Entscheidungen über seine Behandlung und Gesundheit teilzunehmen. In Situationen, in denen der Patient zwischen verschiedenen Behandlungsmöglichkeiten wählen muss, wie z.B. der Fortsetzung der Dialyse oder einer palliativen Versorgung, besteht die Rolle des Pflegepersonals darin, klar und objektiv zu informieren und dabei die persönlichen Entscheidungen des Patienten zu respektieren. Es ist von größter Wichtigkeit, jede Form von Druck oder Beurteilung zu vermeiden und den Patienten in die Lage zu versetzen, informierte Entscheidungen zu treffen, die seinen Werten und seiner Vorstellung von Lebensqualität entsprechen.

Ein weiterer Aspekt der ethischen Begleitung ist die Vertraulichkeit und die Achtung der Privatsphäre. In einer so persönlichen Abteilung wie der Nephrologie, in der die Patienten oft intime Informationen über ihre Gesundheit austauschen, ist es von entscheidender Bedeutung, dass das Pflegepersonal diese Informationen schützt und eine vertrauensvolle Beziehung aufrechterhält. Jeder Austausch muss unter Wahrung der Vertraulichkeit erfolgen, um dem Patienten zu garantieren, dass seine medizinischen Informationen mit größter Sorgfalt behandelt werden und dass sie nur mit den Personen geteilt werden, die direkt an seiner Behandlung beteiligt sind.

Schließlich bedeutet ethische Begleitung auch, dass die **Grenzen der medizinischen Intervention** berücksichtigt werden müssen. Einige Patienten, insbesondere am Lebensende oder bei terminaler Niereninsuffizienz, können Behandlungen ablehnen, die sie als zu belastend oder wenig hilfreich empfinden. Diese Entscheidung zu respektieren, auch wenn sie den therapeutischen Zielen zuwiderläuft, ist ein Akt der ethischen Begleitung. Es geht darum zu akzeptieren, dass manchmal der Komfort, die Lebensqualität und die persönlichen Wünsche Vorrang vor der Lebensverlängerung um jeden Preis haben. In diesem Zusammenhang muss das Pflegepersonal sicherstellen, dass der Patient im Mittelpunkt der Pflege steht, indem es seinen Bedürfnissen zuhört und offene Diskussionen über seine Erwartungen und Wünsche für die Zukunft fördert.

Emotionale Begleitung: einfühlsame und persönliche Unterstützung

Die emotionale Begleitung ist ebenso wichtig wie der ethische Aspekt, da sie dem Patienten eine menschliche und empathische Unterstützung bei den Prüfungen, die er durchmacht, bietet. Die chronische Nierenerkrankung wird oft als ein fortschreitender Verlust der Kontrolle über den Körper und das Leben erlebt, was zu Frustration, Angst und manchmal zu Depressionen führt. Das Pflegepersonal muss in der Lage sein, diese Emotionen zu erkennen und zu behandeln, um das psychologische Wohlbefinden des Patienten zu verbessern.

Der erste Schritt in der emotionalen Begleitung besteht darin, dem Patienten **aktiv zuzuhören**. Wie bereits erwähnt, ist aktives Zuhören eine Technik, bei der es darum geht, für den Patienten voll präsent zu sein, ihm zuzuhören, ohne ihn zu verurteilen, und ihm die Möglichkeit zu geben, seine Ängste, Zweifel und Leiden frei zu äußern. Viele Patienten, insbesondere diejenigen, die mit invasiven Behandlungen wie der Dialyse konfrontiert sind, fühlen sich zutiefst isoliert und hilflos. Es ist daher wichtig, ihnen einen sicheren Raum zu bieten, in dem sie sich anvertrauen und ihre Gefühle mitteilen können, ohne Angst haben zu müssen, missverstanden oder heruntergespielt zu werden.

Zweitens muss die emotionale Begleitung darauf abzielen, **die** mit der Krankheit und den Behandlungen verbundenen **Ängste zu lindern**. Patienten können angesichts der Chronifizierung ihrer Erkrankung existentielle Ängste empfinden, weil sie befürchten, ihre frühere Lebensqualität nie wieder zu erreichen oder ihren Angehörigen zur Last zu fallen. Das Pflegepersonal kann eine beruhigende Rolle spielen, indem es den Ablauf der Behandlung erklärt, Fragen geduldig beantwortet und ständige emotionale Unterstützung bietet. Es ist auch hilfreich, die Patienten zu ermutigen, aktiv und engagiert in ihrer eigenen Behandlung zu bleiben, was ihnen das Gefühl der Kontrolle zurückgeben und ihre Ängste verringern kann.

Emotionale Unterstützung bedeutet mehr als nur zuzuhören oder Ängste zu nehmen; sie beinhaltet auch die Ermutigung, einen gewissen Optimismus zu bewahren und **das Selbstwertgefühl** zu **stärken**. Die Nierenerkrankung kann die Selbstwahrnehmung eines Patienten stark beeinträchtigen, z.B. durch chronische Müdigkeit, Einschränkungen bei der Ernährung oder körperliche Einschränkungen, die durch die Behandlung verursacht werden. Es ist wichtig, diese Schwierigkeiten anzuerkennen und gleichzeitig die positiven Aspekte hervorzuheben, die Bemühungen des Patienten, mit seiner Krankheit umzugehen, zu würdigen und ihn zu ermutigen, auch kleine Ziele in seinem Alltag zu verfolgen.

Das Pflegepersonal kann den Patienten auch bei **Aktivitäten** begleiten, **die sein emotionales Wohlbefinden fördern**, seien es soziale Aktivitäten, geeignete Freizeitbeschäftigungen oder Entspannungsmöglichkeiten. Das Anbieten von Lösungen wie Meditation, geführte Entspannung oder sogar Gruppengespräche mit anderen Patienten können dazu beitragen, Stress zu lindern und ein Gefühl der Solidarität zu schaffen, wodurch die Isolation, die oft im Verlauf der Pflege erlebt wird, verringert wird.

Balance zwischen Ethik und Emotionen: eine umfassende Begleitung des Patienten

Ethische und emotionale Begleitung sollten sich gegenseitig ergänzen. Während die ethische Begleitung sicherstellt, dass der Patient in seinen Entscheidungen, Werten und Rechten respektiert wird, ermöglicht die emotionale Begleitung dem Patienten, menschliche Unterstützung zu finden, sich verstanden zu fühlen und auf seinem Weg durch die Pflege begleitet zu werden. Durch die Verbindung dieser beiden Dimensionen stellt der Pfleger sicher, dass er nicht nur die Krankheit des Patienten behandelt, sondern den Menschen in seiner Gesamtheit, indem er seine körperlichen, geistigen und spirituellen Bedürfnisse berücksichtigt.

Dieses Gleichgewicht ist besonders wichtig in kritischen Momenten wie dem Lebensende oder dem Abbruch schwerer Behandlungen. Der Patient und oft auch seine Familie benötigen sowohl ethische Unterstützung, um schwierige Entscheidungen zu treffen und dabei seine Wünsche zu respektieren, als auch emotionale Unterstützung, um mit den psychologischen Problemen fertig zu werden, die diese Entscheidungen mit sich bringen. Eine wohlwollende und aufmerksame Begleitung ermöglicht es, diese Momente mit mehr Gelassenheit zu überstehen und dem Patienten ein würdiges Lebensende im Einklang mit seinen Werten zu ermöglichen.

114

Kapitel 8

Die Besonderheiten der Pflege bei nierentransplantierten Patienten

- **Nierentransplantation verstehen**: Die Schritte der Transplantation und die postoperative Nachsorge.

Die Nierentransplantation ist oft die bevorzugte Behandlungsoption für Patienten mit terminaler Niereninsuffizienz, da sie im Vergleich zur Dialyse eine bessere Lebensqualität und größere Unabhängigkeit bieten kann. Der Prozess der Nierentransplantation ist jedoch komplex und erfordert eine sorgfältige Vorbereitung, eine heikle Operation und eine strenge postoperative Nachsorge, um den langfristigen Erfolg der Transplantation zu gewährleisten. Das Verständnis der verschiedenen Phasen dieses Prozesses, von der anfänglichen Beurteilung bis zur Nachsorge nach der Transplantation, hilft, die Herausforderungen und die notwendige Pflege für den Patienten besser zu verstehen.

Die Schritte der Nierentransplantation: von der Beurteilung bis zur Transplantation

Der erste Schritt vor einer Nierentransplantation ist die **Beurteilung des Patienten**, um sicherzustellen, dass er ein geeigneter Kandidat ist. Diese Beurteilung ist multidisziplinär und umfasst gründliche medizinische Untersuchungen, Bluttests, bildgebende Verfahren und Konsultationen mit verschiedenen Spezialisten. Ziel ist es, sicherzustellen, dass der Patient gesund genug ist, um sich einer Transplantation zu unterziehen und die immunsuppressiven Behandlungen langfristig zu verkraften. Es muss auch sichergestellt werden, dass der Patient keine wichtigen Kontraindikationen wie aktive Infektionen, schwere Herz-Kreislauf-Erkrankungen oder unkontrollierte Krebserkrankungen aufweist.

Neben der medizinischen Beurteilung erfolgt häufig auch eine **psychologische und soziale Beurteilung**, um sicherzustellen, dass der Patient bereit ist, mit den Anforderungen einer Transplantation und der postoperativen Nachsorge umzugehen. Es ist wichtig, dass der Patient die Auswirkungen der Transplantation versteht, einschließlich der strikten Einhaltung der immunsuppressiven Behandlung und regelmäßiger Untersuchungen. Die familiäre und soziale Unterstützung spielt in dieser Phase ebenfalls eine wichtige Rolle, da der Patient während der Rekonvaleszenz ein stabiles Umfeld benötigt.

Sobald die Beurteilung abgeschlossen und validiert ist, wird der Patient auf die **Warteliste für eine Transplantation** gesetzt, sofern er nicht von einem lebenden Spender stammt. Im Falle einer Transplantation von einem verstorbenen Spender kann die Wartezeit je nach Kompatibilität und Verfügbarkeit eines Organs sehr unterschiedlich sein. Die Kompatibilität wird durch immunologische Kriterien wie Blutgruppenkompatibilität und Gewebekompatibilitätstests (HLA) bestimmt. Wenn eine kompatible Niere verfügbar ist, wird der Patient dringend kontaktiert, um sich in das Krankenhaus zu begeben und sich der Transplantation zu unterziehen.

Bei der eigentlichen **Transplantationsoperation** wird die Spenderniere in den Unterbauch des Patienten implantiert, ohne die defekte Niere zu entfernen, es sei denn, es treten Komplikationen auf (wie z.B. eine chronische Infektion). Die Arterien und Venen der transplantierten Niere werden mit den Blutgefäßen des Empfängers verbunden, und der Harnleiter der neuen Niere wird mit der Blase verbunden, um die Ausscheidung von Urin zu ermöglichen. Die Operation dauert in der Regel drei bis vier Stunden und wird unter Vollnarkose durchgeführt.

Unmittelbare postoperative Nachsorge: die ersten kritischen Tage

Die Tage nach der Nierentransplantation sind kritisch, da sich der Körper an das transplantierte Organ anpassen und beginnen muss, mit der neuen Niere zu funktionieren. Der Patient wird in den ersten 48 bis 72 Stunden **intensiv überwacht**, um sicherzustellen, dass die transplantierte Niere beginnt, Urin zu produzieren und dass die Vitalzeichen stabil sind. Häufige Blutuntersuchungen stellen sicher, dass die Niere richtig funktioniert, indem Marker wie Kreatinin und Elektrolyte überwacht werden. Eine gute

Urinproduktion innerhalb von Stunden nach der Transplantation ist in der Regel ein positives Zeichen für die Nierenfunktion.

In dieser kritischen Phase ist das Risiko einer **akuten Abstoßung** jedoch hoch. Eine akute Abstoßung tritt auf, wenn das Immunsystem des Patienten die transplantierte Niere als Fremdkörper erkennt und versucht, sie anzugreifen. Um diese Reaktion zu verhindern, werden unmittelbar nach der Transplantation **Immunsuppressiva** verabreicht. Diese Medikamente schwächen das Immunsystem, so dass es das transplantierte Organ nicht abstößt. Die immunsuppressive Behandlung ist in den ersten Tagen intensiv und erfordert eine genaue Anpassung der Dosis an die Reaktion des Patienten. Bei Verdacht auf eine Abstoßung können Biopsien der transplantierten Niere durchgeführt werden, um die Behandlung anzupassen.

Neben der Abstoßung können auch andere postoperative Komplikationen wie Infektionen, Blutgerinnsel oder Wundheilungsstörungen auftreten. Aus diesem Grund bleibt der Patient mehrere Tage oder sogar Wochen im Krankenhaus, wo er engmaschig überwacht wird. Das Ärzteteam prüft auch, ob die Niere vaskuläre Probleme wie eine Stenose der Nierenarterie hat, die ihre Funktion beeinträchtigen könnte.

Langfristige Nachsorge: Vermeidung von Abstoßungsreaktionen und Verwaltung von Immunsuppressiva

Nach der unmittelbaren postoperativen Phase beginnt die langfristige Nachsorge, die für das Überleben des Transplantats von entscheidender Bedeutung ist. Der Patient muss **lebenslang Immunsuppressiva** einnehmen, da auch nach mehreren Monaten oder Jahren das Risiko einer chronischen Abstoßung fortbesteht. Die Behandlung besteht in der Regel aus einer Kombination verschiedener Medikamente wie Ciclosporin, Tacrolimus oder

Mycophenolatmofetil, die durch die Blockierung verschiedener Wege des Immunsystems wirken.

Die medizinische Betreuung umfasst regelmäßige Besuche beim Nephrologen, **häufige Bluttests** zur Überwachung der Nierenfunktion und Untersuchungen zur Überprüfung der Konzentration der immunsuppressiven Medikamente im Blut. Diese Kontrollen sind wichtig, da eine zu niedrige Dosierung der Immunsuppressiva zu einer Abstoßung führen kann, während eine zu hohe Dosierung den Patienten Infektionen oder schweren Nebenwirkungen, wie Leberproblemen oder Nierentoxizität, aussetzt.

Transplantationspatienten sind aufgrund der Immunsuppression, die ihre Fähigkeit zur Bekämpfung von Krankheitserregern schwächt, besonders anfällig für Infektionen. Daher müssen sie auf Hygiene achten und den Kontakt mit Personen mit viralen oder bakteriellen Infektionen vermeiden. Spezifische Impfungen können empfohlen werden, aber nur mit inaktivierten Impfstoffen, da abgeschwächte Lebendimpfstoffe für Patienten, die Immunsuppressiva erhalten, gefährlich sein können.

Das Risiko einer **chronischen Abstoßung** ist eine ständige Sorge, auch Jahre nach der Transplantation. Diese Art der Abstoßung tritt langsamer auf und kann zu einer allmählichen Verschlechterung der Nierenfunktion führen. Regelmäßige Biopsien können erforderlich sein, um die ersten Anzeichen einer chronischen Abstoßung zu erkennen und die Behandlung anzupassen. Es ist wichtig, dass der Patient die immunsuppressive Behandlung genau einhält und keine Dosis auslässt und dass er bei Symptomen wie verminderter Urinproduktion, abnormaler Müdigkeit oder Schmerzen an der Transplantationsstelle sofort einen Arzt aufsucht.

Lebensqualität nach einer Transplantation: Wiedererlangung einer gewissen Normalität

Für viele Patienten bedeutet eine Nierentransplantation eine echte Wiedergeburt nach Jahren der Dialyse oder des Leidens an der Niereninsuffizienz. Obwohl die tägliche Einnahme von Immunsuppressiva und regelmäßige Konsultationen eine lebenslange Notwendigkeit bleiben, ermöglicht die Transplantation den Patienten oftmals eine größere Freiheit, eine bessere Lebensqualität und einen wesentlich besseren allgemeinen Gesundheitszustand als bei der Dialyse.

Transplantationspatienten können in der Regel wieder ein aktiveres Leben führen, mit weniger Einschränkungen bei der Ernährung und einem besseren Flüssigkeitshaushalt. Dazu gehören die Vermeidung von Situationen mit Infektionsrisiko, die Überwachung des Gewichts, die Kontrolle des Blutdrucks und ein gesunder Lebensstil.

Für viele ermöglicht die Transplantation die Wiederaufnahme einer Arbeit, körperlicher Aktivitäten und normaler sozialer Interaktionen, was ihnen eine Unabhängigkeit verleiht, die die Dialyse nicht mehr zuließ. Der langfristige Erfolg der Transplantation hängt jedoch von der strikten Einhaltung der Behandlung, der medizinischen Überwachung und einem sorgfältigen Risikomanagement ab.

- **Die Behandlung des Patienten nach der Transplantation**: Überwachung von Abstoßungserscheinungen, Verwaltung der immunsuppressiven Behandlung.

Die Überwachung der Abstoßungsanzeichen und die Steuerung der immunsuppressiven Therapie sind zwei wesentliche Pfeiler in der Nachsorge von Transplantationspatienten, insbesondere nach einer Nierentransplantation. Nach der Transplantation kann das Immunsystem des Patienten, selbst wenn es durch Immunsuppressiva geschwächt ist, die neue Niere als

Fremdkörper identifizieren und versuchen, sie anzugreifen, was zu einer Abstoßung des Organs führen kann. Eine sorgfältige Überwachung der Nierenfunktion und eine strenge Verwaltung der immunsuppressiven Medikamente sind daher entscheidend für die Prävention und Behandlung solcher Abstoßungen, um das Leben des Transplantats zu verlängern und die Stabilität des Patienten zu gewährleisten.

Überwachung von Abstoßungsanzeichen: Identifizierung von Frühsymptomen

Die Abstoßung eines Transplantats kann zu verschiedenen Zeitpunkten auftreten, entweder kurz nach der Transplantation (akute Abstoßung) oder Monate oder Jahre später (chronische Abstoßung). Jede Art der Abstoßung hat ihre eigenen Merkmale, aber es ist wichtig, dass der Patient und das Pflegeteam wachsam sind und die Warnzeichen einer Abstoßung erkennen können, um schnell eingreifen zu können.

Bei einer **akuten Abstoßung**, die in der Regel in den ersten Tagen oder Wochen nach der Transplantation auftritt, können die Symptome plötzlich und schwerwiegend sein. Der Patient kann eine verminderte Urinproduktion, Schmerzen oder Empfindlichkeit an der Transplantationsstelle, unerklärliches Fieber, eine schnelle Gewichtszunahme aufgrund von Flüssigkeitsansammlungen oder extreme Müdigkeit verspüren. Blutuntersuchungen zeigen häufig einen raschen Anstieg des Kreatininwertes, was ein direkter Indikator für eine verminderte Nierenfunktion ist. Eine akute Abstoßung kann, wenn sie rechtzeitig erkannt wird, oft mit höheren Dosen von Immunsuppressiva oder durch Zugabe spezifischer Medikamente zur Modulation der Immunantwort behandelt werden.

Die **chronische Abstoßung** hingegen ist schleichender. Sie entwickelt sich langsam und kann manchmal mehrere Monate lang unbemerkt bleiben. Diese Art der Abstoßung äußert sich in einer fortschreitenden Verschlechterung der Nierenfunktion, die oft durch einen langsamen, aber kontinuierlichen Anstieg des

Kreatininwerts im Bluttest sowie durch allgemeine Symptome wie Müdigkeit, Bluthochdruck und eine verminderte Urinproduktion angezeigt wird. Im Gegensatz zur akuten Abstoßung ist die chronische Abstoßung schwieriger zu behandeln, da es sich um eine lang anhaltende und subtile Immunreaktion handelt, die das Gewebe der transplantierten Niere dauerhaft schädigt.

Die Patienten müssen von Anfang an darüber aufgeklärt werden, wie sie diese Symptome erkennen und wann sie ihren Arzt benachrichtigen müssen. Es ist wichtig, abnormale Müdigkeit, Veränderungen der Diurese oder eine schnelle Gewichtszunahme nicht zu übersehen, auch wenn diese Symptome harmlos erscheinen mögen. Eine **regelmäßige Überwachung des Blutbildes** ermöglicht es, Anomalien zu erkennen, bevor sie klinisch auffällig werden. Im Zweifelsfall können weitere Untersuchungen, wie eine Biopsie des Transplantats, durchgeführt werden, um die Diagnose einer Abstoßung zu bestätigen.

Management der immunsuppressiven Behandlung: ein heikles Gleichgewicht

Die Behandlung mit Immunsuppressiva ist unerlässlich, um eine Abstoßung des Transplantats zu verhindern, aber sie muss sorgfältig durchgeführt werden, da diese Medikamente starke Auswirkungen auf das Immunsystem haben und zu erheblichen Komplikationen führen können. Das Ziel der Immunsuppressiva ist es, die Aktivität des Immunsystems so weit zu reduzieren, dass eine Abstoßung der Niere verhindert wird, ohne den Patienten einem erhöhten Risiko für Infektionen oder Krebs auszusetzen. Dieses Gleichgewicht zu finden, ist oft eine Herausforderung für die Ärzte und erfordert eine sorgfältige Überwachung.

Das Behandlungsschema für **Immunsuppressiva** umfasst in der Regel mehrere Klassen von Medikamenten, die auf verschiedene Teile des Immunsystems wirken. Die Patienten nehmen häufig eine Kombination von Medikamenten wie Ciclosporin, Tacrolimus, Mycophenolat Mofetil oder Kortikosteroide ein. Diese Medikamente werden in der Regel lebenslang verabreicht und die Dosierung muss regelmäßig an die Entwicklung der Nierenfunktion, die Nebenwirkungen und die Ergebnisse der Bluttests angepasst werden.

Die **Dosierung von Immunsuppressiva** ist äußerst präzise und muss genau überwacht werden, um zwei gegensätzliche Szenarien zu vermeiden: eine Unterimmunsuppression, die zu einer Abstoßung des Transplantats führen kann, oder eine Überimmunsuppression, die den Patienten schweren Infektionen oder anderen Komplikationen wie Nieren- oder Lebertoxizität aussetzt. Die Blutspiegel von Medikamenten wie Ciclosporin oder Tacrolimus werden regelmäßig gemessen, um sicherzustellen, dass sie sich innerhalb eines sicheren therapeutischen Bereichs befinden.

Eine der häufigsten Folgen der Immunsuppression ist ein **erhöhtes Infektionsrisiko**, da das Immunsystem geschwächt ist. Transplantationspatienten müssen besonders wachsam sein und strenge Hygienemaßnahmen ergreifen, um zu vermeiden, dass sie mit Krankheitserregern in Kontakt kommen. Virale, bakterielle oder Pilzinfektionen können sich bei diesen Patienten schnell zu schweren Infektionen entwickeln, die eine Krankenhauseinweisung oder eine Anpassung der Behandlung erforderlich machen. Impfungen (außer abgeschwächte Lebendimpfstoffe) werden im Allgemeinen empfohlen, um den Schutz gegen bestimmte Infektionen zu erhöhen, aber die Entscheidung über eine Impfung hängt vom Zustand des Patienten und den Medikamenten, die er einnimmt, ab.

Neben Infektionen können Immunsuppressiva auch andere **langfristige Nebenwirkungen** wie Osteoporose, Bluthochdruck, Diabetes oder Hautkrebs verursachen. Die Patienten müssen daher regelmäßig von ihrem medizinischen Team überwacht werden, um diese Komplikationen so früh wie möglich zu erkennen. Beispielsweise sind regelmäßige dermatologische Untersuchungen erforderlich, um das Auftreten von Hautkrebs zu überwachen.

Die Bedeutung der Einhaltung der Behandlung: Vermeidung von Unterbrechungen

Einer der Schlüssel zum langfristigen Erfolg des Transplantats ist die **Einhaltung der immunsuppressiven Therapie**. Die Patienten müssen verstehen, dass selbst eine vergessene oder verspätete Einnahme ihrer Medikamente ihr Transplantat gefährden kann. Im Gegensatz zu anderen Behandlungen erfordern Immunsuppressiva eine strenge Regelmäßigkeit. Ein Versäumnis kann schnell zu einer akuten Abstoßung mit möglicherweise irreversiblen Folgen führen.

Es ist daher von entscheidender Bedeutung, **den Patienten** die Bedeutung der regelmäßigen Einnahme ihrer Medikamente bewusst zu **machen**, indem man ihnen praktische Hilfsmittel wie Pillenboxen oder telefonische Erinnerungen zur Verfügung stellt, damit sie die Dosierung nicht vergessen. Das Behandlungsteam sollte auch einen offenen Dialog mit dem Patienten führen, um mögliche Schwierigkeiten bei der Einhaltung der Medikation zu verstehen und geeignete Lösungen vorzuschlagen. Wenn ein Patient beispielsweise störende Nebenwirkungen verspürt, ist es wichtig, diese mit dem Arzt zu besprechen, um die Behandlung anzupassen, anstatt einen Abbruch der Medikation zu riskieren.

- **Die Rolle der Pflegekraft in der Rehabilitation und Wiedereingliederung**: Förderung der Mobilität und der täglichen Aktivitäten.

Die Förderung der Mobilität und der täglichen Aktivitäten ist ein Schlüsselelement bei der Behandlung von Patienten mit Nierenerkrankungen, ob Dialysepatienten oder Transplantationspatienten. Die Aufrechterhaltung eines angemessenen Maßes an körperlicher Aktivität und die Förderung der Selbständigkeit bei den täglichen Verrichtungen haben erhebliche Vorteile, sowohl auf physischer als auch auf psychologischer Ebene. Mobilität hilft, Komplikationen zu vermeiden, die mit einer längeren Immobilität verbunden sind, während alltägliche Aktivitäten dazu beitragen, die Würde und das Selbstwertgefühl zu erhalten. In diesem Zusammenhang spielt der Pfleger eine entscheidende Rolle bei der Unterstützung des Patienten auf dem Weg zu mehr Selbständigkeit. Dabei muss er darauf achten, dass die Ratschläge und Übungen an die Fähigkeiten und den Gesundheitszustand des Einzelnen angepasst werden.

Bedeutung der Mobilität: Vermeidung von körperlichen Komplikationen

Mobilität, auch wenn sie eingeschränkt ist, ist wichtig, um Komplikationen zu vermeiden, die mit einer längeren Immobilisierung verbunden sind. Dialysepatienten oder Patienten mit terminaler Niereninsuffizienz können sich schnell müde fühlen, was sie oft dazu veranlasst, inaktiv zu bleiben. Diese Inaktivität kann jedoch zu einer Verschlechterung des Allgemeinzustands führen, mit einem erhöhten Risiko für Muskelverlust, Osteoporose, Atembeschwerden und kardiovaskuläre Komplikationen. Die Förderung der Mobilität hilft, diesen Effekten entgegenzuwirken und verbessert die Blutzirkulation, die Atmung und den Muskeltonus.

Bei Patienten mit Niereninsuffizienz hilft regelmäßige Bewegung, die Flexibilität der Gelenke zu erhalten und Bewegungsstörungen zu verhindern. Sanfte Übungen wie Gehen, Stretching oder angepasste Aktivitäten können je nach den Fähigkeiten des Patienten gefördert werden. Das Ziel ist nicht, ein intensives Bewegungsprogramm vorzuschreiben, sondern eine **regelmäßige**, wenn auch moderate **körperliche Aktivität** zu fördern, die zur Erhaltung eines guten allgemeinen Gesundheitszustands beiträgt.

Bei Dialysepatienten ist die Mobilität ebenfalls von entscheidender Bedeutung. Die Dialyse kann zu Phasen starker Müdigkeit führen, aber Inaktivität während und nach der Dialyse kann zu Komplikationen wie Muskelkrämpfen, Ödemen oder einer verminderten Moral führen. Die Begleitung der Patienten, um sie zu ermutigen, nach der Dialyse so bald wie möglich aufzustehen und zu gehen oder sogar einfache Bewegungen während der Sitzung auszuführen (wie leichte Bein- oder Armübungen), kann eine bessere Verträglichkeit der Behandlung fördern und Muskelatrophie verhindern.

Wiedereingliederung in die täglichen Aktivitäten: Wiedererlangung von Autonomie

Neben der Mobilität ist auch die **Wiedereingliederung der täglichen Aktivitäten** in die Routine des Patienten von entscheidender Bedeutung für seine Selbständigkeit und sein Wohlbefinden. Selbst banale Tätigkeiten wie Waschen, Anziehen, Zubereiten von Mahlzeiten oder das Bewegen in der Wohnung haben einen direkten Einfluss auf das Selbstwertgefühl des Patienten. Diese Tätigkeiten ohne Hilfe ausführen zu können, stärkt die Würde des Patienten und gibt ihm das Gefühl, die Kontrolle über seinen Körper und sein Leben wiederzuerlangen.

Für Patienten nach einer Transplantation oder im fortgeschrittenen Stadium der Krankheit kann es aufgrund von Müdigkeit, körperlichen Einschränkungen oder Schmerzen schwierig sein, diese Selbständigkeit schnell wieder zu erlangen. Daher ist es wichtig, sie **schrittweise** bei der Wiedereingliederung in die täglichen Aktivitäten zu **unterstützen**, indem man mit kleinen Aufgaben beginnt und den Grad der Komplexität entsprechend ihren Fähigkeiten allmählich steigert. Ein Patient nach einer Nierentransplantation kann beispielsweise damit beginnen, sich in seinem Zimmer zu bewegen, und dann allmählich dazu ermutigt werden, eine einfache Mahlzeit zuzubereiten oder einen kurzen Spaziergang im Freien zu machen.

Der Pfleger muss wachsam sein und die Begleitung an die Fähigkeiten des Patienten anpassen. Es ist wichtig, den Patienten nicht dazu zu zwingen, mehr zu tun, als er kann, sondern ihn vielmehr zu ermutigen, seine Unabhängigkeit zu bewahren, indem er ihm hilft, Lösungen zu finden, um seine Schwierigkeiten zu überwinden. Dies kann **praktische Anpassungen** in seiner Umgebung beinhalten, wie z.B. die Verwendung von Duschstühlen, Haltegriffen oder ergonomischen Hilfsmitteln, um bestimmte Bewegungen zu erleichtern.

Positive Auswirkungen auf die psychische Gesundheit und die Lebensqualität

Die Förderung der Mobilität und des Engagements bei den täglichen Aktivitäten hat auch einen positiven Einfluss auf die psychische Gesundheit der Patienten. Eine Nierenerkrankung, insbesondere wenn sie eine Dialyse oder eine Transplantation erfordert, wird oft als Verlust der Kontrolle über den eigenen Körper und das eigene Leben erlebt. Dieses Gefühl der Hilflosigkeit kann zu Angstzuständen, Depressionen oder Stress führen. Die Wiederaufnahme einfacher Alltagsaktivitäten oder die Möglichkeit, sich auch nur in geringem Umfang zu bewegen, **stärkt das Selbstvertrauen** und bringt eine positive Struktur in den Tag des Patienten.

Aktive **Mobilität** und tägliche Aktivitäten fördern die Produktion von Endorphinen, Hormonen des Wohlbefindens, die helfen, die Stimmung zu verbessern und das Gefühl von Müdigkeit oder Schmerzen zu verringern. Dies ist besonders wichtig für Transplantationspatienten, die sich oft an eine neue Realität nach der Transplantation anpassen müssen, und für Dialysepatienten, die sich durch den Rhythmus der Sitzungen körperlich und geistig erschöpft fühlen können.

Darüber hinaus kann Aktivität **die Isolation durchbrechen**. Ein Patient, dem es gelingt, das Haus zu verlassen, sei es auch nur für einen kurzen Spaziergang oder um Freunde zu besuchen, ist eher bereit, soziale Interaktionen zu pflegen und am täglichen Leben teilzunehmen. Die Begleitung durch das Pflegepersonal, aber auch durch die Angehörigen, kann in dieser Dynamik eine entscheidende Rolle spielen. Das Angebot von Aktivitäten, die den Fähigkeiten des Patienten entsprechen, wie z.B. Ausflüge in Parks oder leichte Aktivitäten in der Gruppe, kann die soziale Integration stärken und zu einer besseren Lebensqualität führen.

Persönliche Begleitung und moralische Unterstützung

Die Förderung der Mobilität und der täglichen Aktivitäten muss für jeden Patienten individuell gestaltet werden. Nicht alle Patienten reagieren auf die Krankheit auf die gleiche Weise, und manche fühlen sich schwächer als andere. Die Betreuung muss daher **auf die körperlichen Fähigkeiten**, den emotionalen Zustand und die individuellen Vorlieben des Patienten **abgestimmt** werden.

So kann ein Dialysepatient sanfte Übungen wie leichte Dehnübungen oder Spaziergänge im Freien bevorzugen, während ein Transplantationspatient, der sich in der Erholungsphase befindet, ermutigt werden kann, seine häuslichen und sozialen Gewohnheiten langsam wieder aufzunehmen. Es ist wichtig, den Rhythmus des Patienten zu respektieren und ihm gleichzeitig eine ständige moralische Unterstützung zu bieten, um ihn zu ermutigen, auch bei Hindernissen oder Ermüdungserscheinungen weiter Fortschritte zu machen.

Moralische Unterstützung ist in diesem Prozess ebenfalls von entscheidender Bedeutung. Für manche Patienten kann die Wiedereingliederung in die täglichen Aktivitäten schwierig oder entmutigend sein. Der Pfleger spielt hier eine wichtige Rolle, indem er jeden kleinen Fortschritt würdigt, Ermutigung bietet und die langfristigen Vorteile der Mobilität hervorhebt. Es ist auch entscheidend, die psychologischen Hemmnisse zu verstehen, die manche Patienten empfinden, wie z.B. Angst vor Schmerzen oder Versagen, und ihnen zu helfen, diese Ängste durch einen schrittweisen und wohlwollenden Ansatz zu überwinden.

Kapitel 9

Prävention und therapeutische Erziehung in der Nephrologie

- **Die Bedeutung der therapeutischen Ausbildung**: Den Patienten helfen, ihre Krankheit zu verstehen.

Patienten dabei zu helfen, ihre Krankheit zu verstehen, ist eine wichtige Aufgabe bei der Behandlung von Nierenerkrankungen, sowohl bei chronischer Niereninsuffizienz als auch bei Dialysepatienten und Patienten, die auf eine Transplantation warten. Ein gutes Verständnis der Krankheit ermöglicht es dem Patienten, seine Situation besser zu akzeptieren, seinen Lebensstil anzupassen und die Behandlungen leichter zu befolgen. Wenn Sie als Pflegekraft die Krankheit mit klaren, zugänglichen und auf den Patienten zugeschnittenen Worten erklären, können Sie den Patienten zu einem Akteur seiner eigenen Gesundheit machen. Dies trägt dazu bei, die mit der Ungewissheit und dem Gefühl der Hilflosigkeit verbundenen Ängste zu verringern, indem es dem Patienten hilft, die Kontrolle über bestimmte Aspekte seines Alltags wiederzuerlangen.

die Krankheit auf einfache und angemessene Weise erklären

Der erste Schritt, um einem Patienten zu helfen, seine Krankheit zu verstehen, besteht darin, klare Erklärungen zu geben, die dem Verständnisniveau des Patienten entsprechen. Nierenerkrankungen, insbesondere die chronische Niereninsuffizienz, können komplex und beängstigend erscheinen, insbesondere für jemanden, der keine medizinischen Kenntnisse hat. Daher ist es entscheidend, Fachbegriffe in eine einfache Sprache zu übersetzen, ohne dabei kindisch zu wirken oder den Ernst der Situation zu verharmlosen.

Um beispielsweise die Funktion der Nieren und ihr Versagen zu erklären, kann es hilfreich sein, die Nieren mit **natürlichen Filtern** zu vergleichen, die das Blut reinigen, indem sie Abfallstoffe und überschüssiges Wasser ausscheiden. Wenn diese Filter nicht mehr richtig funktionieren, sammeln sich Abfallstoffe im Körper an, was die Person krank machen kann. Diese Art von Metapher hilft dem Patienten, sich vorzustellen, was in seinem

Körper vor sich geht und zu verstehen, warum er bestimmte Symptome wie Müdigkeit, Ödeme oder Bluthochdruck verspürt.

Es ist auch wichtig, das **Stadium der Krankheit** zu erklären. Chronische Niereninsuffizienz entwickelt sich in der Regel in Stadien, die von einer leichten Beeinträchtigung der Nierenfunktion bis zu einem vollständigen Versagen reichen, das eine Dialyse oder eine Transplantation erforderlich macht. Wenn man dem Patienten erklärt, wo er sich auf diesem Weg befindet, kann man ihm eine genauere Vorstellung von seiner aktuellen Situation und den zu erwartenden Ergebnissen geben. Dies hilft auch, klare Ziele zu setzen, wie z.B. das Fortschreiten der Krankheit durch Änderungen des Lebensstils zu verlangsamen oder zukünftige Behandlungen zu antizipieren.

Klärung der Behandlungen und ihrer Ziele

Nachdem die Krankheit erklärt wurde, ist es wichtig, die Behandlungen in einer detaillierten und zugänglichen Weise zu erläutern. Für einen Patienten können Behandlungen wie Dialyse, Transplantation oder die Einnahme von Immunsuppressiva einschüchternd wirken. Der Schlüssel zum Verständnis und zur Akzeptanz dieser Behandlungen liegt darin, **jeden Aspekt** der Behandlung aufzuschlüsseln und zu erklären, warum sie notwendig ist, wie sie funktioniert und welche langfristigen Vorteile sie bietet.

Im Zusammenhang mit der Dialyse zum Beispiel zu erklären, dass der Prozess die Filterfunktion der Nieren ersetzt, indem er das Blut reinigt, hilft zu verstehen, warum die Sitzungen mehrmals pro Woche notwendig sind. Es ist auch wichtig, die **möglichen Nebenwirkungen** (Müdigkeit, niedriger Blutdruck, Krämpfe) anzusprechen und zu erörtern, wie damit umgegangen werden kann. Die Informationen sollten nicht nur theoretisch sein, sondern auch praktische Ratschläge enthalten, die dem Patienten helfen, mit der Behandlung besser zurechtzukommen.

Wenn der Patient auf eine Transplantation wartet oder eine solche erhalten hat, muss auch erklärt werden, was die **immunsuppressive Therapie** ist, warum sie lebenslang eingenommen werden muss und welche Risiken mit einer schlechten Compliance verbunden sind. Diese Erklärung sollte von Ratschlägen zum täglichen Umgang mit der Behandlung begleitet werden, wie z.B. die Verwendung von Erinnerungshilfen, um die Einnahme der Medikamente nicht zu vergessen.

Interaktion fördern und Fragen beantworten

Ein Patient, der seine Krankheit versteht, ist ein Patient, der sich frei fühlt, Fragen zu stellen. Die Ermutigung der Patienten, **sich aktiv** an Gesprächen über ihre Gesundheit zu **beteiligen**, ist entscheidend für die Verbesserung ihres Verständnisses. Dies kann durch die Schaffung eines Klimas des Vertrauens erreicht werden, indem erklärt wird, dass alle Fragen, auch die einfachsten oder scheinbar sich wiederholenden, wichtig sind.

Es ist auch hilfreich, das, was der Patient verstanden hat, regelmäßig neu zu formulieren, indem Sie z.B. fragen: "Können Sie mir in Ihren eigenen Worten sagen, was Sie über Ihre Behandlung gelernt haben?" oder "Was macht Ihnen am meisten Sorgen über Ihre Krankheit?". Diese Fragen helfen, Missverständnisse zu identifizieren und zu beheben, bevor sie zu Hindernissen für die Einhaltung der Behandlung werden.

Darüber hinaus ist jeder Patient einzigartig und erlebt seine Krankheit auf unterschiedliche Weise. Einige Patienten benötigen möglicherweise mehr Zeit, um die Informationen zu verarbeiten, während andere sich von der Fülle der medizinischen Details überwältigt fühlen. Durch die Anpassung der Häufigkeit und des Tempos der Erklärungen an die Bedürfnisse und das Angstniveau des Patienten kann sichergestellt werden, dass er sich weder bedrängt noch allein gelassen fühlt. Die Bereitstellung von visuellen oder schriftlichen Hilfsmitteln wie Broschüren oder Diagrammen kann ebenfalls das Verständnis fördern, da sie dem

Patienten einen Bezugspunkt bieten, den er jederzeit nachschlagen kann.

Psychologische und emotionale Unterstützung

Das Verstehen der eigenen Krankheit geht über die bloße Erklärung der medizinischen Fakten hinaus. Es geht auch um die **emotionale Akzeptanz** der Krankheit. Eine chronische Nierenerkrankung ist beispielsweise ein irreversibler Zustand, der das Leben eines Patienten tiefgreifend verändert. Daher ist es wichtig, dass der psychologische Aspekt der Begleitung nicht vernachlässigt wird.

Einige Patienten können angesichts des Fortschreitens ihrer Krankheit oder der schweren Behandlungen Wut, Angst oder Entmutigung empfinden. Eine wohlwollende und einfühlsame Erklärung der Krankheit kann ihnen helfen, diese Gefühle zu überwinden. Indem der Pfleger anerkennt, dass die Krankheit als schwierig erlebt werden kann, bestätigt er die Gefühle des Patienten und zeigt ihm, dass er in diesem Prozess nicht allein ist. Diese emotionale Bestätigung ist ebenso wichtig wie medizinische Erklärungen, da sie hilft, Stress zu reduzieren und die Akzeptanz der Situation zu erleichtern.

Ein weiterer Aspekt der emotionalen Unterstützung besteht darin, den Patienten daran zu erinnern, dass er **eine aktive Rolle** bei der Bewältigung seiner Krankheit **spielen** kann. Dies kann dadurch geschehen, dass man ihm praktische Ratschläge gibt, wie er im Alltag auf sich selbst achten kann, wie z.B. eine geeignete Diät einzuhalten, auf seine Flüssigkeitszufuhr zu achten oder sanfte körperliche Betätigung in seinen Tagesablauf zu integrieren. Diese Art der Beratung stärkt die Autonomie des Patienten und hilft ihm, sich weniger hilflos gegenüber seiner Krankheit zu fühlen.

Stärkung der Einhaltung der Behandlung durch Verständnis

Einer der Hauptvorteile, wenn man einem Patienten hilft, seine Krankheit zu verstehen, ist die Verbesserung der **Therapietreue**. Ein Patient, der versteht, warum er eine bestimmte Verordnung einhalten muss, wird diese mit größerer Wahrscheinlichkeit auch langfristig befolgen. Dies ist besonders wichtig bei chronischen Krankheiten wie Nierenversagen, wo die Nichteinhaltung von Empfehlungen schwerwiegende Folgen haben kann, wie z.B. eine Verschlechterung der Krankheit oder das Versagen des Transplantats.

Die Therapietreue kann durch regelmäßige Gespräche über den Verlauf der Krankheit und die Ergebnisse der Untersuchungen verbessert werden. Wenn Sie dem Patienten zum Beispiel erklären, wie die Überwachung von Kreatinin und Elektrolyten die Wirksamkeit der Behandlung messen oder Komplikationen vorbeugen kann, wird er ermutigt, seine Untersuchungen aufmerksam zu verfolgen. Auch die Betonung der Bedeutung regelmäßiger Arzttermine zur Anpassung der Medikamentendosis oder zur Überwachung möglicher Abstoßungserscheinungen hilft dem Patienten, die Rolle der einzelnen Schritte in seinem Behandlungsverlauf besser zu verstehen.

* **Die Rolle der Pflegekraft bei der Vermeidung von Komplikationen**: Ratschläge zur gesunden Lebensweise und zur regelmäßigen Nachsorge.

Die Beratung über eine gesunde Lebensweise und die regelmäßige Überwachung sind wesentliche Pfeiler in der Behandlung von Patienten mit Nierenerkrankungen, unabhängig davon, ob sie dialysepflichtig, transplantiert oder chronisch nierenkrank sind. Ein angepasster Lebensstil in Verbindung mit einer strengen medizinischen Überwachung kann nicht nur das Fortschreiten der Krankheit verlangsamen, sondern auch die Lebensqualität verbessern und Komplikationen vorbeugen. Diese Empfehlungen, die Ernährung, körperliche Aktivität, Stressmanagement und die Einhaltung von Arztterminen umfassen, helfen dem Patienten, eine aktive Rolle bei der Bewältigung seiner Krankheit zu übernehmen.

Die richtige Ernährung: ein Schlüsselpunkt der Lebensführung

Die Ernährung spielt eine entscheidende Rolle bei der Behandlung von Nierenerkrankungen, da die geschädigten Nieren nicht mehr in der Lage sind, bestimmte überschüssige Mineralien oder Toxine effizient aus dem Blut zu entfernen. Die Ernährung muss daher streng kontrolliert und an die Bedürfnisse des Patienten angepasst werden, je nach Krankheitsstadium, Behandlung (Dialyse oder Transplantation) und allgemeinem Zustand.

Eine **natriumarme** Diät ist eine der ersten Empfehlungen. Die Reduzierung von Salz in der Nahrung hilft, Bluthochdruck und Wassereinlagerungen zu verhindern, zwei häufige Komplikationen bei Nierenpatienten. Dies bedeutet, dass Sie verarbeitete Lebensmittel mit hohem Salzgehalt wie Fertiggerichte, Wurstwaren und Konserven meiden und stattdessen frische Zutaten verwenden und Kräuter und Gewürze verwenden, um den Geschmack der Gerichte zu verbessern, ohne Salz hinzuzufügen.

Die Reduzierung der **Kaliumzufuhr** ist ebenfalls von entscheidender Bedeutung, insbesondere bei Dialysepatienten. Die kranken Nieren können überschüssiges Kalium nicht mehr effizient ausscheiden, was zu potenziell schweren Herzrhythmusstörungen führen kann. Die Patienten sollten daher kaliumreiche Nahrungsmittel wie Bananen, Kartoffeln, Tomaten und Trockenfrüchte einschränken. Die Ernährungsberatung kann auch Methoden der Nahrungszubereitung beinhalten, wie z.B. das Kochen von Gemüse, um den Kaliumgehalt zu reduzieren.

Phosphor ist ein weiterer Mineralstoff, der überwacht werden muss, da eine Anhäufung von Phosphor im Blut zu Knochen- und Herz-Kreislauf-Problemen führen kann. Die Einschränkung von Milchprodukten, Hülsenfrüchten und bestimmten Fleischsorten mit hohem Phosphorgehalt ist oftmals erforderlich, wobei darauf zu achten ist, dass diese Einschränkungen durch eine angemessene Proteinzufuhr entsprechend den individuellen Bedürfnissen des Patienten ausgeglichen werden.

Eine persönliche Ernährungsberatung ist unerlässlich, um diese Empfehlungen an die spezifischen Vorlieben und Bedürfnisse jedes einzelnen Patienten anzupassen und gleichzeitig sicherzustellen, dass er eine ausgewogene und angenehme Ernährung beibehält.

Aufrechterhaltung einer angemessenen körperlichen Aktivität: Erhaltung des körperlichen und geistigen Wohlbefindens

Körperliche Aktivität ist ein weiterer wichtiger Aspekt der Lebensführung von Patienten mit Nierenerkrankungen. Sie beugt nicht nur Muskelschwund und Gewichtszunahme vor, sondern senkt auch den Bluthochdruck, fördert eine bessere Blutzuckereinstellung und verbessert die Stimmung. Es ist wichtig, die Intensität der körperlichen Aktivität an den Gesundheitszustand des Patienten anzupassen, da einige Patienten schnell müde werden oder unter Schmerzen leiden können.

Empfohlen werden oft **moderate**, aber regelmäßige Übungen wie Gehen, leichtes Radfahren oder Dehnübungen. Bei Dialysepatienten können leichte Übungen zwischen oder sogar während der Dialysebehandlungen durchgeführt werden, um die Blutzirkulation aufrechtzuerhalten und Muskelkrämpfen vorzubeugen. Ziel ist es, eine gewisse Flexibilität zu erhalten und die körperliche Kondition zu verbessern, ohne den durch die Krankheit bereits geschwächten Körper zu überfordern.

Körperliche Aktivität hat auch einen **psychologischen Nutzen**. Sie setzt Endorphine frei, Hormone, die ein Gefühl des Wohlbefindens und der Entspannung fördern und so die Symptome von Stress und Depressionen verringern, die häufig mit chronischen Krankheiten einhergehen. Die Förderung regelmäßiger, wenn auch mäßiger Bewegung hilft dem Patienten, sich mehr unter Kontrolle seiner Gesundheit zu fühlen und sein Selbstwertgefühl zu steigern.

Stressbewältigung und Pflege der geistigen Gesundheit

Die Stressbewältigung ist ein oft unterschätzter, aber entscheidender Aspekt in der Lebensführung von Patienten mit Nierenerkrankungen. Das Fortschreiten der Krankheit, schwere Behandlungen wie die Dialyse und die Ungewissheit über die Zukunft führen oft zu Angstzuständen und geistiger Erschöpfung. Der Umgang mit diesen Emotionen ist wichtig, um eine psychische Erschöpfung zu vermeiden und eine gute Lebensqualität zu erhalten.

Entspannungstechniken wie Meditation, tiefes Atmen oder sanftes Yoga können helfen, Stress abzubauen und die Konzentration zu verbessern. Diese Praktiken fördern einen besseren Umgang mit Emotionen und können leicht in die tägliche Routine der Patienten integriert werden. Für diejenigen, die sich besonders ängstlich fühlen, kann psychologische Unterstützung durch Einzel- oder Gruppentherapien ebenfalls sehr hilfreich sein.

Soziale Unterstützung spielt ebenfalls eine Schlüsselrolle bei der Stressbewältigung. Patienten mit Nierenerkrankungen können sich aufgrund ihrer Krankheit manchmal isoliert fühlen, was Angstzustände und Depressionen verschlimmern kann. Es ist wichtig, dass sie sich auf ihre Angehörigen verlassen können, aber auch auf Unterstützungsnetzwerke, wie z.B. Patientengruppen, um ihre Erfahrungen auszutauschen und sich in ihrem Pflegeprozess weniger allein zu fühlen.

Regelmäßige medizinische Betreuung: ein unverzichtbares Element zur Vermeidung von Komplikationen

Die regelmäßige medizinische Überwachung ist zweifellos eines der wichtigsten Elemente, um eine optimale Behandlung von Patienten mit Nierenerkrankungen zu gewährleisten. Sie ermöglicht es, die Entwicklung der Nierenfunktion zu überwachen, die Behandlung entsprechend den Ergebnissen der Untersuchungen anzupassen und Komplikationen vorzubeugen, die mit der Krankheit oder der Behandlung selbst verbunden sind.

Regelmäßige Blutuntersuchungen sind wichtig für die Überwachung von Schlüsselparametern wie Kreatinin, Harnstoff, Kalium und Phosphor sowie für die Kontrolle der Medikamentenspiegel, insbesondere bei Dialysepatienten oder Patienten, die nach einer Transplantation eine immunsuppressive Behandlung erhalten. Diese Tests ermöglichen es, Anomalien frühzeitig zu erkennen und die Behandlung anzupassen, bevor schwerwiegende Symptome auftreten.

Bei Transplantationspatienten werden regelmäßige Untersuchungen durchgeführt, um die Anzeichen einer **Abstoßung des Transplantats** zu überwachen und sicherzustellen, dass die immunsuppressiven Behandlungen gut eingestellt sind. Eine engmaschige Überwachung ermöglicht es auch, Nebenwirkungen wie Infektionen oder Hautkrebs frühzeitig zu erkennen und vorbeugende oder korrigierende Maßnahmen zu ergreifen.

Es ist auch entscheidend, **die Patienten** darüber **aufzuklären**, wie wichtig es ist, Arzttermine einzuhalten und die Behandlung nicht ohne ärztlichen Rat zu unterbrechen oder zu ändern. Einige Patienten unterschätzen vielleicht die Bedeutung dieser regelmäßigen Kontrollen, insbesondere wenn sie sich gut fühlen, aber es ist wichtig, sie daran zu erinnern, dass eine

Nierenerkrankung, auch wenn sie sich stabilisiert hat, ständige Wachsamkeit erfordert.

- **Zusammenarbeit mit den Patienten und ihren Familien**: Unterstützung und Schulung von Betreuern.

Die Unterstützung und Schulung pflegender Angehöriger ist ein wesentlicher Bestandteil der Behandlung von Patienten mit chronischen Nierenerkrankungen oder terminaler Niereninsuffizienz. Pflegende Angehörige, seien es Familienmitglieder oder Verwandte, spielen eine Schlüsselrolle im Alltag der Patienten, indem sie ihnen physische, emotionale und oft auch medizinische Unterstützung bieten. Sie helfen bei der Bewältigung der täglichen Aufgaben, überwachen die Einhaltung der Behandlungen und bieten moralische Unterstützung angesichts der Herausforderungen, die die Krankheit mit sich bringt. Diese Rolle kann jedoch sowohl physisch als auch psychisch belastend sein, und es ist wichtig, dass die pflegenden Angehörigen geschult und begleitet werden, um die Krankheit, ihre Behandlung und ihre Auswirkungen besser zu verstehen.

Die zentrale Rolle der pflegenden Angehörigen verstehen

Pflegende Angehörige sind oft das Bindeglied zwischen dem Patienten und dem medizinischen Team. Sie helfen bei der Organisation von Arztterminen, überwachen die Symptome, stellen sicher, dass der Patient seine Medikamente einnimmt, und greifen in Notfällen ein. Ohne entsprechende Ausbildung und Unterstützung kann diese Aufgabe jedoch schnell zu einer großen Belastung werden. Es ist daher von entscheidender Bedeutung, die Bedeutung ihrer Rolle anzuerkennen und sie vollständig in den Behandlungspfad zu integrieren.

Einer der ersten Schritte zur Unterstützung pflegender Angehöriger besteht darin, ihnen **die notwendigen Informationen** über die Nierenerkrankung und ihre Behandlung **zu geben**. Dazu gehört eine einfache, aber präzise Erklärung der

Funktionsweise der Nieren, des Fortschreitens der Niereninsuffizienz und der Auswirkungen von Behandlungen wie Dialyse oder Transplantation. Eine Grundausbildung ermöglicht es ihnen, die Situation des Patienten besser zu verstehen und zu wissen, wie sie auf unvorhergesehene Situationen reagieren müssen. Darüber hinaus hilft ihnen die Bereitstellung von Ressourcen zur Symptombehandlung - wie die Beobachtung von Anzeichen einer Transplantatabstoßung oder die Überwachung von Komplikationen bei der Dialyse - dabei, im Alltag informierte Entscheidungen zu treffen.

Schulung der pflegenden Angehörigen in technischen Handgriffen

In einigen Fällen müssen die pflegenden Angehörigen technische Maßnahmen durchführen, wie z.B. den Blutdruck überwachen, die Dialysegeräte zu Hause bedienen oder bestimmte Medikamente verabreichen. Daher ist es wichtig, dass sie in diesen Bereichen auf klare und praktische Weise geschult werden, indem sie konkrete Demonstrationen und detaillierte Erklärungen erhalten. Dies beinhaltet die Vorbereitung der sterilen Ausrüstung, die Überwachung von Komplikationen wie Infektionen und die Sicherstellung, dass der Patient die Zeiten und Anweisungen einhält.

Pflegende Angehörige müssen auch lernen, wie sie **in Notfällen reagieren** können, sei es bei Unwohlsein des Patienten, bei schwerer Hypotonie während der Dialyse oder bei den ersten Anzeichen einer akuten Abstoßung nach einer Transplantation. Die Bereitstellung von klaren und einfachen Protokollen, die in solchen Situationen befolgt werden können, trägt zur Beruhigung der Patienten und zur Steigerung ihrer Effizienz bei. Regelmäßige Schulungen und Überprüfungssitzungen können ebenfalls angeboten werden, damit sie ihre Fähigkeiten auf dem neuesten Stand halten und Fragen stellen können, wenn sie sich nicht sicher sind.

Emotionale Unterstützung für pflegende Angehörige

Neben den technischen Aspekten ist auch die emotionale Unterstützung der pflegenden Angehörigen von entscheidender Bedeutung. Die Pflege eines kranken Angehörigen kann psychisch anstrengend sein, insbesondere wenn die Krankheit chronisch und fortschreitend ist. Pflegende Angehörige sind oft mit einer Mischung aus Stress, Müdigkeit und Schuldgefühlen konfrontiert, weil sie das Gefühl haben, nicht genug zu tun oder dem Leiden des Patienten hilflos ausgeliefert zu sein. Diese emotionale Belastung kann, wenn sie nicht angegangen wird, zu **psychischer Erschöpfung** oder zur Verschlechterung der eigenen Gesundheit führen.

Es ist daher wichtig, **den pflegenden Angehörigen zuzuhören**, ihre Schwierigkeiten zu erkennen und ihnen einen Raum zu bieten, in dem sie ihre Ängste, Frustrationen und Zweifel äußern können, ohne verurteilt zu werden. Das Pflegepersonal kann die pflegenden Angehörigen ermutigen, sich Selbsthilfegruppen oder Patientenvereinigungen anzuschließen, wo sie sich mit anderen Menschen in ähnlichen Situationen austauschen können. Dieser Austausch ermöglicht es, die Isolation zu durchbrechen, praktische Tipps auszutauschen und moralische Unterstützung von Menschen zu erhalten, die die Herausforderungen, denen sie sich gegenübersehen, genau verstehen.

Vermeidung der Erschöpfung von pflegenden Angehörigen

Die Erschöpfung pflegender Angehöriger, oft auch als "Burnout pflegender Angehöriger" bezeichnet, ist ein reales Risiko, wenn pflegende Angehörige überfordert sind und keine Pause oder angemessene Unterstützung erhalten. Die Pflege eines kranken Familienmitglieds bei gleichzeitiger Erfüllung eigener Verpflichtungen (Arbeit, Familie usw.) kann zu körperlicher und emotionaler Erschöpfung führen, die ihr Wohlbefinden und ihre Fähigkeit, dem Patienten wirksam zu helfen, beeinträchtigt.

Es ist wichtig, die pflegenden Angehörigen daran zu erinnern, dass sie **sich** um **sich selbst kümmern** müssen, um ihren Angehörigen weiterhin helfen zu können. Dazu gehören Ruhepausen, persönliche Aktivitäten und manchmal auch die Inanspruchnahme von häuslichen Pflegediensten oder Entlastungsdiensten, die zeitweise die Pflege übernehmen können. Die Pflegekräfte können sie auch auf praktische Lösungen hinweisen, wie z.B. finanzielle Hilfen, Unterstützungsdienste oder logistische Lösungen, die den Alltag erleichtern.

Ein weiterer Schlüsselaspekt ist das **Zeitmanagement**. Es ist sinnvoll, die pflegenden Angehörigen bei der Planung der Pflege zu beraten, damit sie ihren Tag ausgewogen gestalten und auch Pausen für sich selbst einplanen können. Die Delegation bestimmter Aufgaben an andere Familienmitglieder oder Gesundheitsfachkräfte kann ebenfalls in Betracht gezogen werden, um zu vermeiden, dass ein einzelner Pflegender die gesamte Last trägt.

Einbeziehung der pflegenden Angehörigen in medizinische Entscheidungen

Eine der wirksamsten Möglichkeiten, pflegende Angehörige zu unterstützen, besteht darin, sie **in die medizinischen Entscheidungen über** den Patienten **einzubeziehen**. Indem sie über die verschiedenen Behandlungsmöglichkeiten und die zu treffenden Entscheidungen informiert werden, fühlen sie sich der Krankheit gegenüber weniger hilflos und können sich aktiv an der Behandlung beteiligen. Sie werden besser darauf vorbereitet sein, den Patienten zu unterstützen und ihm zu helfen, informierte Entscheidungen zu treffen.

Die Beteiligung an medizinischen Diskussionen stärkt auch ihr Gefühl der Zugehörigkeit zum Behandlungsteam und hilft ihnen, die Herausforderungen der Behandlung und Pflege besser zu verstehen. Dies reduziert ihre Ängste und gibt ihnen die notwendigen Werkzeuge an die Hand, um den Patienten in einer informierteren und selbstbewussteren Weise zu unterstützen.

Kapitel 10

Management von Notfallsituationen in der Nephrologie

- **Renale Notfälle: Hyperkaliämie, Lungenödem, hypovolämischer Schock**: Wie man sie erkennt und darauf reagiert.

Nierennotfälle wie Hyperkaliämie, Lungenödem und hypovolämischer Schock sind kritische Situationen, die bei Patienten mit Niereninsuffizienz oder Dialysepatienten auftreten können. Diese Zustände erfordern ein schnelles und wirksames Eingreifen, um schwere oder sogar tödliche Komplikationen zu verhindern. Das Erkennen von frühen klinischen Anzeichen und das Wissen, wie darauf zu reagieren ist, ist entscheidend für das Überleben und das Wohlergehen des Patienten. Diese Notfälle sind häufig mit Stoffwechsel- und Flüssigkeitsungleichgewichten verbunden, die durch das Versagen der Nieren bei der Aufrechterhaltung eines angemessenen internen Gleichgewichts noch verschlimmert werden.

Hyperkaliämie: ein Elektrolytungleichgewicht, das das Herz bedroht

Hyperkaliämie ist ein übermäßiger Anstieg des Kaliumspiegels im Blut und tritt häufig bei Patienten mit chronischer Niereninsuffizienz auf, da die Nieren dieses Mineral nicht mehr richtig ausscheiden können. Kalium spielt eine wichtige Rolle bei der Regulierung der Muskelkontraktionen, insbesondere des Herzens. Eine unbehandelte Hyperkaliämie kann zu **schweren Herzrhythmusstörungen** oder sogar zu Herzstillstand führen.

Die klinischen Anzeichen einer Hyperkaliämie sind zunächst oft subtil, können aber schnell bedrohlich werden. Zu den Symptomen gehören **Muskelschwäche**, **Herzklopfen**, **Kribbeln** oder Taubheitsgefühl in den Extremitäten und in fortgeschrittenen Fällen Bewusstseinsstörungen. In einem kritischeren Stadium treten **elektrokardiographische (EKG) Veränderungen** auf, mit T-Wellen-Spitzen, einer Verbreiterung des QRS-Komplexes und möglicherweise einer Asystolie.

Wenn eine Hyperkaliämie vermutet wird, ist ein **sofortiger Bluttest** erforderlich, um die Diagnose durch Messung des

Kaliumspiegels zu bestätigen. Die Behandlung der Hyperkaliämie zielt darauf ab, das Herz zu stabilisieren und den Kaliumspiegel schnell zu senken. Eine erste Verteidigungslinie ist die **intravenöse** Verabreichung von **Kalzium**, um das Herz vor den toxischen Wirkungen des Kaliums zu schützen. Gleichzeitig können Behandlungen zur Senkung des Kaliumspiegels verabreicht werden, wie z.B. glukosegekoppeltes Insulin, das hilft, Kalium in die Zellen zu schleusen, oder Beta-Agonisten.

In Fällen von schwerer oder anhaltender Hyperkaliämie kann eine **Notfalldialyse** erforderlich sein, um das Kalium schnell aus dem Blut zu entfernen. Die Prävention der Hyperkaliämie beruht auf der regelmäßigen Überwachung der Elektrolyte, der Anpassung der Ernährung (einschließlich der Reduzierung von kaliumreichen Nahrungsmitteln) und der Einhaltung der diuretischen Behandlung oder der Dialyse für die betroffenen Patienten.

Lungenödem: eine akute Flüssigkeitsüberlastung

Das Lungenödem ist eine plötzliche Ansammlung von Flüssigkeit in der Lunge, die häufig durch eine **Überwässerung** bei Patienten mit Nierenversagen verursacht wird. Die versagenden Nieren können die überschüssige Flüssigkeit nicht richtig ausscheiden, was zu einem erhöhten Druck in den Lungengefäßen führt, wodurch die Lungenbläschen mit Flüssigkeit überflutet werden. Dies verhindert die korrekte Sauerstoffversorgung des Blutes und kann schnell tödlich enden, wenn keine schnelle Behandlung erfolgt.

Die klinischen Anzeichen eines akuten Lungenödems sind **plötzliche** Atemnot mit einem Gefühl der Luftnot (Dyspnoe), **schnelle** und flache **Atmung**, **produktiver Husten** mit schaumigem und manchmal blutigem Auswurf sowie ein **rasselndes Rasseln**, das bei der Auskultation der Lunge zu hören ist. In schweren Fällen kann die Haut des Patienten **kalt und feucht** werden und es können Anzeichen von Zyanose (bläuliche Verfärbung der Lippen und Extremitäten) auftreten, was auf eine unzureichende Sauerstoffversorgung des Blutes hinweist.

Die Behandlung eines akuten Lungenödems muss sofort erfolgen. Der erste Schritt ist die **Verabreichung von Sauerstoff**, um die Sauerstoffversorgung des Patienten zu verbessern und die Atemnot zu lindern. In schweren Fällen kann eine Intubation und eine mechanische Beatmung erforderlich sein. Die Behandlung zielt darauf ab, die Flüssigkeitsüberlastung durch die Verabreichung von **starken Diuretika** (wie Furosemid) zu reduzieren, die helfen, die überschüssige Flüssigkeit schnell auszuscheiden. In einigen Fällen kann eine Notfalldialyse erforderlich sein, um die überschüssige Flüssigkeit zu entfernen, wenn die Nieren dazu nicht mehr in der Lage sind.

Die Prävention des Lungenödems beruht auf einer **strengen Kontrolle der Flüssigkeitszufuhr** und der regelmäßigen Überwachung des Gewichts und der Anzeichen einer Flüssigkeitsansammlung (periphere Ödeme, schnelle Gewichtszunahme). Eine Anpassung der Diuretikadosis oder ein häufigeres Dialyseprogramm können erforderlich sein, um Episoden von Flüssigkeitsüberladung zu vermeiden.

Hypovolämischer Schock: ein plötzlicher Verlust des Blutvolumens

Der hypovolämische Schock ist ein lebensbedrohlicher Notfall, der auftritt, wenn ein großer Flüssigkeits- oder Blutverlust zu einem plötzlichen Rückgang des zirkulierenden Volumens im Körper führt, wodurch die Fähigkeit des Herzens, das Blut effizient zu den Organen zu pumpen, beeinträchtigt wird. Bei Patienten mit Niereninsuffizienz oder Dialysepatienten kann ein hypovolämischer Schock durch schwere Dehydrierung (aufgrund von übermäßiger Dialyse oder falscher Flüssigkeitszufuhr), großen Blutverlust bei einem chirurgischen Eingriff oder Blutungen im Verdauungstrakt verursacht werden.

Die Symptome eines hypovolämischen Schocks treten in der Regel schnell auf und umfassen **schwere Hypotonie**, **kompensatorische Tachykardie** (schneller Anstieg der Herzfrequenz), **Blässe** und **kalte Extremitäten**, **starken Durst**,

Verwirrung oder in schweren Fällen Bewusstlosigkeit. In diesem Stadium werden die lebenswichtigen Organe nicht mehr ausreichend mit Blut versorgt und es kann zu einem Multiorganversagen kommen, wenn der Schock nicht schnell behandelt wird.

Die Behandlung eines hypovolämischen Schocks erfordert eine **sofortige Wiederbelebung des Blutvolumens.** Dies beinhaltet die schnelle intravenöse Verabreichung von kristalloiden Lösungen, um das zirkulierende Blutvolumen wiederherzustellen. Bei einem hämorrhagischen Schock können **Bluttransfusionen** erforderlich sein, um das verlorene Blut zu ersetzen. Gleichzeitig ist es wichtig, **die zugrunde liegende Ursache** des Schocks **zu identifizieren und zu behandeln**, sei es eine Blutung oder eine schwere Dehydrierung.

Die Behandlung des hypovolämischen Schocks ist ein Wettlauf mit der Zeit, um die Perfusion der lebenswichtigen Organe wiederherzustellen. Eine kontinuierliche Überwachung des Blutdrucks, der Herzfrequenz und der Diurese ist notwendig, um die Wirksamkeit der Behandlung zu beurteilen. Die Vorbeugung dieses Zustands erfordert eine **strenge Kontrolle der Wasser- und Blutzufuhr** bei Risikopatienten sowie eine erhöhte Wachsamkeit in der postoperativen Phase oder während der Dialyse, wo es zu einem Ungleichgewicht im Wasserhaushalt kommen kann.

- **Die ersten Handlungen des Pflegers bei einer Verschlechterung des Zustands des Patienten**: Reflexe, die vor dem Eingreifen der Krankenschwester oder des Arztes vorhanden sein müssen.

Bei der Pflege von Patienten mit Nierenerkrankungen oder Dialysebehandlung ist es von entscheidender Bedeutung, dass Betreuer, Pfleger und sogar Angehörige die richtigen Reflexe haben, bevor eine Pflegekraft oder ein Arzt eingreift. Solche Notsituationen können zu großer Verwirrung und Panik führen. Zu wissen, wie man schnell und effektiv handelt, bevor das

147

medizinische Fachpersonal eintrifft, kann einen bedeutenden Unterschied in der Entwicklung des Zustands des Patienten machen. Dies bedeutet nicht nur, die Warnzeichen eines Problems zu erkennen, sondern auch zu wissen, welche Sofortmaßnahmen ergriffen werden müssen, um die Situation zu stabilisieren.

Beobachtung und Bewertung der Situation: ein entscheidender erster Schritt

Der erste Reflex ist, die Situation **in Ruhe** zu **beobachten** und zu **bewerten**. Es ist wichtig zu verstehen, was vor sich geht, um die Dringlichkeit der Situation zu bestimmen. Dies bedeutet, dass Sie auf die Vitalzeichen und den allgemeinen Zustand des Patienten achten müssen: sein Bewusstsein, seine Atmung, seine Hautfarbe, sein Verhalten und seine Reaktionen auf Stimulationen. Ist er bei Bewusstsein? Atmet er normal? Ist er unruhig, verwirrt oder apathisch? Dies sind wertvolle Hinweise, um die ersten Maßnahmen zu ergreifen.

Es ist wichtig, **Ruhe zu bewahren**, um die Situation nicht zu verschlimmern, da eine panische Reaktion zu Fehlern oder falschen Entscheidungen führen kann. Aufmerksames Beobachten hilft, Anzeichen für einen ernsthaften Zustand zu erkennen, wie z.B. Atemnot, plötzliche Verwirrung, starke Schmerzen oder Bewusstlosigkeit. Sobald diese Informationen gesammelt wurden, müssen sie schnell an das Pflegepersonal oder den Arzt weitergeleitet werden, damit diese die Situation bei ihrer Ankunft besser einschätzen können.

Den Patienten richtig lagern: sofortige Linderung

Bis zum Eintreffen **des** Rettungsdienstes kann die **Position des Patienten** manchmal seinen Komfort verbessern oder sogar eine Verschlechterung seines Zustands verhindern. Bei Atembeschwerden, wie z.B. bei einem Lungenödem, ist es ratsam, den Patienten in eine **halb sitzende Position** zu bringen und den Rücken zu stützen, um die Atmung zu erleichtern. Dies hilft, den Druck auf die Lunge zu verringern und die Sauerstoffversorgung zu verbessern, bis ein spezifischerer Eingriff durchgeführt werden kann.

Im Falle eines Unwohlseins mit Blutdruckabfall kann es hilfreich sein, **den Patienten in eine liegende Position mit hochgelegten Beinen zu bringen** (Rückenlage). Diese Position, die auch als modifizierte Trendelenburg-Lagerung bekannt ist, hilft, den venösen Rückfluss zu fördern und den Blutdruck zu stabilisieren. Wenn der Patient Anzeichen eines Schocks oder eine starke Hypotonie aufweist, kann diese Position eine Verschlimmerung der Symptome verhindern, bevor das Pflegepersonal eintrifft.

Es ist auch wichtig, den Patienten **warm** zu halten, insbesondere wenn er Anzeichen eines Schocks aufweist, wie z.B. kalte und feuchte Haut. Die Verwendung von Decken oder zusätzlicher Kleidung kann dazu beitragen, eine Hypothermie zu verhindern, insbesondere in Situationen, in denen das Herz oder die Gefäße betroffen sind.

Überprüfung und Stabilisierung der Lebenszeichen: Atmung und Kreislauf

Bei Atemnot müssen die **Vitalzeichen** sorgfältig überwacht werden. Die Beobachtung der Atemfrequenz, der Sauerstoffsättigung (wenn ein Pulsoximeter vorhanden ist) und der Herzfrequenz kann wichtige Hinweise auf den Ernst der Lage geben. Wenn der Patient Schwierigkeiten beim Atmen hat, kann eine Sauerstoffmaske aufgesetzt werden, wenn die entsprechende Ausrüstung vorhanden ist, oder einfache Maßnahmen wie das Öffnen der Fenster, um frische Luft zuzuführen, können zur Verbesserung der Sauerstoffversorgung beitragen.

Wenn der Patient Anzeichen eines **hypovolämischen Schocks** oder einer Hypotonie zeigt (extreme Schwäche, blasse Haut, schneller und schwacher Puls), ist es wichtig, Puls und Blutdruck zu überwachen. Bis zum Eingreifen der Pflegekraft oder des Arztes sollten diese Parameter weiterhin regelmäßig überwacht und Veränderungen notiert werden, um den Pflegekräften bei ihrer Ankunft klare Informationen zu liefern.

Hilfe beim Umgang mit Hyperkaliämie: schnelles Handeln bei Anzeichen

Wenn ein Patient mit Niereninsuffizienz Anzeichen einer Hyperkaliämie zeigt, wie z.B. Herzklopfen, Muskelschwäche oder plötzliche Müdigkeit, ist es wichtig, **schnell** zu **reagieren**. Obwohl eine spezifische Behandlung durch einen Arzt abgewartet werden muss, können einige Maßnahmen ergriffen werden, um den Patienten vorübergehend zu stabilisieren. Beispielsweise kann die Vermeidung körperlicher Anstrengungen das Risiko von Herzkomplikationen verringern, indem die Muskel- und Herzaktivität verlangsamt wird.

Es ist auch wichtig, **Kaliumquellen** in der Nahrung zu vermeiden, wenn der Patient bei Bewusstsein und in der Lage ist, Nahrung zu sich zu nehmen. Wenn keine sofortige Behandlung erfolgt, kann dies eine Verschlimmerung der Situation verhindern.

Beruhigung des Patienten: psychologische und verbale Unterstützung

In Notfallsituationen kann die Angst des Patienten seinen Zustand verschlechtern, insbesondere bei Atemnot oder starken Schmerzen. Einer der wichtigsten Reflexe vor dem Eingreifen des medizinischen Personals ist es, **den Patienten zu beruhigen**. Wenn Sie sanft mit ihm sprechen, ihm ruhig erklären, was los ist, und ihm versichern, dass Hilfe unterwegs ist, kann dies seine Angst verringern und dazu beitragen, eine Panikattacke zu verhindern, die die Situation noch komplizierter machen könnte.

Psychologische Unterstützung ist wichtig, denn Angst kann die Atmung beschleunigen (Tachypnoe) und eine Situation mit Atemnot oder Herz-Kreislauf-Problemen verschlimmern. Einfache Gesten wie das Halten der Hand des Patienten, die

Aufforderung, langsam und tief zu atmen, oder die Erinnerung daran, dass er nicht allein ist, können eine sofortige Beruhigung bewirken.

Risikoquellen bewerten und stoppen: Sicherheit und Umwelt

Wenn der Notfall aufgrund eines bestimmten Vorfalls wie einem Sturz oder einer Verletzung eingetreten ist, ist es wichtig, **die** unmittelbaren **Gefahrenquellen** zu **beseitigen**, bevor der Patient versorgt wird. Wenn der Patient gestürzt ist, sollte er nicht ohne Hilfe aufgerichtet werden, wenn Verletzungen vermutet werden, sondern die Sicherung des Patienten durch eine sichere Umgebung (Entfernung gefährlicher Gegenstände, Schutz vor einem erneuten Sturz) ist von entscheidender Bedeutung.

Im Falle eines Unwohlseins während der Heimdialyse kann es notwendig sein, **die medizinischen Geräte** zu **überprüfen**. Wenn beispielsweise der Verdacht auf ein Flüssigkeitsungleichgewicht oder ein Problem mit dem Katheter besteht, muss sichergestellt werden, dass die laufende Behandlung (z.B. Peritonealdialyse) ordnungsgemäß gestoppt oder überwacht wird, ohne die Geräte unsachgemäß zu handhaben.

Bereiten Sie die medizinischen Informationen und das Material vor

Bis zum Eintreffen des Rettungsdienstes ist es hilfreich, die wichtigsten **medizinischen Informationen bereitzuhalten**, wie z.B. die vom Patienten eingenommenen Medikamente, seine Krankengeschichte und die letzten Untersuchungsergebnisse (Bluttests, Blutdruck usw.). Diese Informationen zur Hand zu haben, ermöglicht es dem Arzt oder der Krankenschwester, schnelle und fundierte Entscheidungen zu treffen. Dazu gehört auch die Vorbereitung der Dialysekarte des Patienten oder der ärztlichen Verschreibungen.

Wenn der Patient auf Dialyse angewiesen ist, ist es wichtig, klare Informationen über die letzte Sitzung (Datum, Dauer, Komplikationen) zu erhalten und alle während des Verfahrens aufgetretenen Anomalien zu notieren.

- **Unterstützung des Teams in kritischen Situationen**: Kommunikation und Stressmanagement.

Kommunikation und **Stressbewältigung** sind zwei eng miteinander verbundene und wesentliche Aspekte, insbesondere im Gesundheitsbereich. Eine effektive Kommunikation kann Missverständnissen vorbeugen, die Qualität der Pflege verbessern und emotionale Spannungen abbauen, die häufig im Zusammenhang mit chronischen Krankheiten oder Notfallsituationen auftreten. Gleichzeitig spielt die Stressbewältigung sowohl für die Beschäftigten im Gesundheitswesen als auch für die Patienten und ihre Familien eine Schlüsselrolle für das allgemeine Wohlbefinden und die Wirksamkeit der Pflege. Die Art und Weise, wie Stress bewältigt wird, teilweise durch Kommunikation, hat einen direkten Einfluss auf den emotionalen Zustand, die Entscheidungsfindung und die Qualität der zwischenmenschlichen Beziehungen in diesen oft schwierigen Kontexten.

Die Bedeutung einer klaren und wohlwollenden Kommunikation

Eine klare und wohlwollende Kommunikation ist in der medizinischen Versorgung unerlässlich, da sie eine vertrauensvolle Beziehung zwischen dem Patienten, dem Pflegepersonal und den Angehörigen schafft. Wenn der Patient versteht, was mit ihm geschieht, welche Behandlungen vorgeschlagen werden oder welche Verfahren zu befolgen sind, ist er eher in der Lage, sich an seiner eigenen Versorgung zu beteiligen und aktiv an Entscheidungen, die ihn betreffen, mitzuwirken. Darüber hinaus verringert eine reibungslose Kommunikation das Risiko von Missverständnissen oder medizinischen Fehlern, was in einem Pflegeumfeld von entscheidender Bedeutung ist.

Für das Pflegepersonal ist das **Zuhören** des Patienten der erste Schritt zu einer erfolgreichen Kommunikation. Aktives Zuhören, d.h. die Aufmerksamkeit auf die Äußerungen des Patienten richten, ohne ihn zu unterbrechen, und das Gesagte umformulieren, um das richtige Verständnis zu überprüfen, stellt sicher, dass der Patient sich gehört fühlt. Dies ist besonders wichtig in Stresssituationen, in denen es für den Patienten schwierig sein kann, seine Sorgen oder Bedürfnisse klar zu äußern. Beispielsweise kann ein Dialysepatient Angst oder Furcht vor seiner Behandlung empfinden und zögern, darüber zu sprechen. Die Schaffung einer vertrauensvollen Umgebung, in der das Sprechen ermutigt und geschätzt wird, ermöglicht es, solche sensiblen Themen anzusprechen.

Auch die **Klarheit der Erklärungen** ist von entscheidender Bedeutung. Für den Patienten kann das medizinische Vokabular verwirrend und beunruhigend sein, insbesondere wenn komplexe Begriffe verwendet werden. Es ist wichtig, die verwendete Sprache so anzupassen, dass sie verständlich ist, ohne den Ernst der Situation zu verharmlosen. Einfache Erklärungen und die Überprüfung, ob der Patient die Informationen verstanden hat, sind wichtig, um Missverständnisse zu vermeiden, die zu Stress oder Angst führen könnten. Dieser Ansatz sollte auch die Familie oder die Betreuer einbeziehen, die eine Schlüsselrolle bei der Unterstützung des Patienten spielen.

Die Rolle der Kommunikation bei der Stressbewältigung

Die Art und Weise, wie die Kommunikation in einem medizinischen Kontext gehandhabt wird, spielt eine entscheidende Rolle bei der Stressbewältigung, sowohl für die Patienten als auch für das Pflegepersonal. Für Patienten bedeutet der Erhalt klarer und auf ihre Situation zugeschnittener Informationen eine **Verringerung der Ungewissheit**, die eine der Hauptursachen für Stress ist. Die Ungewissheit im Zusammenhang mit einer chronischen Krankheit, einer komplexen Behandlung oder der Entwicklung der Gesundheit kann große Ängste auslösen. Durch die Erläuterung der nächsten Schritte, die Klärung von Behandlungsoptionen und die Bereitstellung von Raum für Fragen kann der Patient eine Art Kontrolle über seine Situation zurückgewinnen, was auf natürliche Weise den Stress reduziert.

Auch die Kommunikation spielt eine wichtige Rolle bei der Bewältigung von Emotionen. Wenn sich Stress ansammelt, können Emotionen schwer zu handhaben sein und die Patienten können Gefühle von Frustration, Wut oder Verzweiflung empfinden. Ein **einfühlsam** kommunizierender Pfleger kann helfen, diese negativen Emotionen zu entschärfen, indem er sie anerkennt und bestätigt. Einem Patienten zu sagen "Ich verstehe, dass diese Situation für Sie schwierig ist" oder "Es ist normal, sich in diesem Zusammenhang Sorgen zu machen" kann einen großen Teil seiner Angst lindern. Dies zeigt, dass seine Emotionen legitim sind und dass er mit dieser Situation nicht allein ist.

Für das Pflegepersonal selbst ist die **Kommunikation innerhalb des medizinischen Teams** von entscheidender Bedeutung, um den eigenen Stress zu bewältigen. Die Arbeit in einem Pflegeumfeld, insbesondere in der Nephrologie, kann aufgrund der hohen Verantwortung, der häufigen medizinischen Notfälle und der emotionalen Belastung, die die Pflege von Patienten mit chronischen Krankheiten mit sich bringt, sehr stressig sein. Eine gute Kommunikation innerhalb des Teams hilft, diese Belastung zu teilen, die Pflege effizient zu koordinieren und Situationen zu vermeiden, in denen Stress zu Fehlern oder Missverständnissen führen könnte. Die Besprechung komplexer Fälle, die gegenseitige Unterstützung bei Schwierigkeiten und der informelle Austausch können den Zusammenhalt stärken und den empfundenen Druck verringern.

Techniken zur Stressbewältigung für Pflegepersonal und Patienten

Stress, ob von Patienten oder Pflegepersonal empfunden, kann durch einfache und zugängliche Techniken reduziert werden. Das Erlernen des Umgangs mit Stress ist ein integraler Bestandteil des Pflegeprozesses, denn schlecht bewältigter Stress kann die Gesundheit des Patienten und die Qualität der geleisteten Pflege beeinträchtigen.

Für **Patienten** kann Stress mit der Angst vor der Zukunft, mit Schmerzen oder der Ungewissheit der Behandlung verbunden sein. Techniken wie **tiefes Atmen**, **Meditation** oder **progressive Entspannung** können ihnen helfen, ihren Geist zu beruhigen und eine gewisse Ruhe zu finden, insbesondere vor oder nach einer Dialysebehandlung oder während der Erholungsphase nach einer Transplantation. Diese Techniken entspannen Körper und Geist, indem sie das parasympathische Nervensystem aktivieren und so den physiologischen Auswirkungen von Stress entgegenwirken.

Positive Visualisierung ist eine weitere Technik, die Patienten helfen kann, mit ihren Ängsten umzugehen. Sie besteht darin, sich angenehme Szenarien vorzustellen oder sich in eine Situation zu projizieren, in der man sich sicher und entspannt fühlt. Diese Art von mentaler Übung kann die Aufmerksamkeit des Patienten von seinen unmittelbaren Sorgen ablenken und ihn in einem ruhigeren Zustand verankern. Das Pflegepersonal kann dem Patienten auch vorschlagen, ein **Tagebuch** zu führen, um seine Emotionen und Ängste auszudrücken, was eine kathartische und befreiende Wirkung haben kann.

Für das **Pflegepersonal** sind ähnliche Ansätze zur Stressbewältigung erforderlich, die jedoch an das jeweilige Arbeitsumfeld angepasst werden müssen. Die **Unterstützung unter Kollegen** ist entscheidend, um ein Arbeitsumfeld zu schaffen, in dem Stress erkannt und gemeinsam angegangen wird. Pflegeteams können nach besonders stressigen Situationen eine Nachbesprechung organisieren, damit jeder seine Gefühle mitteilen und die emotionale Belastung besser verarbeiten kann. **Achtsamkeitsmeditation** wird auch in medizinischen Kreisen zunehmend als wirksame Methode zur Stressreduzierung und zur Steigerung der Konzentration und Resilienz in Drucksituationen anerkannt.

Darüber hinaus müssen Pflegende lernen, die **Warnsignale eines Burnouts zu** erkennen, wie chronische Müdigkeit, Reizbarkeit oder Verlust des Interesses an der Arbeit. Wenn diese Anzeichen auftreten, ist es wichtig, einen **Schritt zurückzutreten**, wenn möglich Verantwortung zu delegieren und Unterstützung zu suchen. Das Wohlbefinden des Pflegepersonals ist für die Qualität der Pflege unerlässlich, und dazu gehört auch ein guter Umgang mit Stress und Emotionen.

Schaffung einer beruhigenden Kommunikationsumgebung

Schließlich beeinflusst auch die Art und Weise, wie das Arbeits- oder Pflegeumfeld strukturiert ist, die Kommunikation und die Stressbewältigung. In einem Krankenhaus oder Dialysezentrum ist es wichtig, eine **beruhigende Umgebung** für die Patienten zu schaffen, in der sie sich angehört und unterstützt fühlen. Eine ruhige Umgebung mit einem respektvollen und wohlwollenden Austausch zwischen Pflegepersonal und Patienten reduziert natürlich den Stresspegel. Die Verwendung einfacher Worte, das Stellen offener Fragen und das Anbieten von Gesprächspausen tragen zur Aufrechterhaltung einer ruhigen Kommunikation bei.

Gesten der nonverbalen Kommunikation spielen ebenfalls eine wichtige Rolle. Ein Lächeln, ein wohlwollender Blickkontakt oder eine offene Körperhaltung können Spannungen abbauen und das Gefühl von Vertrauen und Sicherheit stärken. Es ist wichtig, sich daran zu erinnern, dass Kommunikation nicht nur aus Worten besteht, sondern auch aus der gesamten Haltung, die der Pfleger dem Patienten gegenüber einnimmt.

Kapitel 11

Schmerzmanagement in der Nephrologie

- **Spezifische Arten von Schmerzen bei Nierenerkrankungen**: Schmerzen bei Nierenkoliken, arteriovenösen Fisteln, etc.

Die Schmerzen bei Nierenkoliken und arteriovenösen Fisteln sind besonders stark und erfordern eine angemessene Behandlung, um den Patienten zu entlasten und gleichzeitig möglichen Komplikationen vorzubeugen. Diese Schmerzen sind zwar in ihrer Art und ihrem Ursprung unterschiedlich, haben aber einen akuten, oft unvorhersehbaren Charakter und können die Lebensqualität des Patienten stark beeinträchtigen. Das Verständnis dieser Schmerzen, ihrer Mechanismen und der Bewältigungsstrategien ist entscheidend, um eine schnelle und wirksame Linderung zu erreichen und gleichzeitig Folgeschäden oder unangemessene Behandlungen zu vermeiden.

Schmerzen bei Nierenkoliken: ein Notfall, der schnell behandelt werden muss

Die **Nierenkolik** ist einer der stärksten Schmerzen, die man empfinden kann. Sie wird durch einen Nierenstein verursacht, der die Harnwege, in der Regel den Harnleiter, blockiert und so den normalen Abfluss des Urins verhindert. Diese Blockade erzeugt einen Druck stromaufwärts, der zu einer Erweiterung der Nierenkammern und einer Entzündung führt, die die Nervenenden reizen. Der Schmerz, der oft als "unerträglich" beschrieben wird, ist **in der** Regel **akut, in der Flanke lokalisiert** und kann in den Bauch, die Leiste oder die Genitalien ausstrahlen.

Das Hauptmerkmal des Schmerzes bei einer Nierenkolik ist sein **paroxysmaler Charakter**. Er tritt plötzlich auf, oft ohne Vorwarnung, mit intensiven Spitzen, gefolgt von kürzeren oder längeren Ruhephasen. Dies ist auf die Kontraktionen der Harnwege zurückzuführen, die versuchen, den Stein zu entfernen. Dies steht im Gegensatz zu anderen Unterleibsschmerzen, die oft zu Bewegungslosigkeit führen.

Die Behandlung der Schmerzen bei einer Nierenkolik erfolgt mit **starken Schmerzmitteln**, insbesondere nichtsteroidalen

Antirheumatika (NSAR), die Entzündungen und Schwellungen in den Harnwegen reduzieren und so den Harnabfluss erleichtern. Krampflösende **Mittel** werden ebenfalls eingesetzt, um die Kontraktionen der glatten Muskulatur des Harnleiters zu verringern. In schweren Fällen, in denen die Schmerzen nicht auf diese Behandlungen ansprechen, können Opioide verabreicht werden. Eine schnelle Schmerzlinderung ist von entscheidender Bedeutung, um zu verhindern, dass der Patient aufgrund der Intensität des Anfalls dehydriert oder müde wird.

Neben der unmittelbaren Schmerzbehandlung ist eine langfristige Behandlung erforderlich, um die Bildung neuer Steine und das Wiederauftreten von Nierenkoliken zu verhindern. Dazu gehören eine **regelmäßige Überwachung**, Ernährungsberatung (einschließlich Flüssigkeitszufuhr und Reduzierung bestimmter oxalathaltiger Nahrungsmittel) und spezielle Behandlungen zur Auflösung oder Entfernung bestehender Steine.

Schmerzen bei arteriovenösen Fisteln: chronisches Unbehagen, das überwacht werden muss

Die **arteriovenöse Fistel (AVF)** ist ein Gefäßzugang, der operativ angelegt wird, um die Dialyse bei Patienten mit Nierenversagen zu ermöglichen. Sie verbindet eine Arterie mit einer Vene und erhöht so den Blutfluss, der für die Filtration des Blutes erforderlich ist. Obwohl die Fistel für die Dialysebehandlung unerlässlich ist, kann sie bei einigen Patienten chronische oder akute Schmerzen verursachen.

Schmerzen im Zusammenhang mit einer arteriovenösen Fistel können verschiedene Ursachen haben. In den Tagen oder Wochen nach dem Anlegen der Fistel sind **Beschwerden** normal, die **mit der Vernarbung**, der Entzündung und der Anpassung der Blutgefäße an diese neue Verbindung **zusammenhängen**. Diese Schmerzen sind oft mäßig und vorübergehend und können mit **leichten Schmerzmitteln** wie Paracetamol gelindert werden. Wenn der Schmerz jedoch anhält oder sich verstärkt, kann dies auf Komplikationen wie **Thrombose**, **Infektionen** oder **Stenose**

(Gefäßverengung) hinweisen, die eine sofortige ärztliche Behandlung erfordern.

Chronische Beschwerden können auch durch wiederholte **Fistelpunktionen** verursacht werden. Jede Dialysesitzung erfordert zwei Punktionen der Fistel, um die Verbindung zum extrakorporalen Kreislauf herzustellen, was zu erhöhter Empfindlichkeit und lokalen Schmerzen führen kann, insbesondere wenn die Haut brüchig wird. In diesen Fällen ist es wichtig, dass die Patienten über die Pflege der Fisteln aufgeklärt werden, um das Risiko von Infektionen und Schmerzen zu minimieren. Die Anwendung von **Betäubungscremes** vor der **Punktion** kann dazu beitragen, die empfundenen Schmerzen zu verringern, während die Anwendung **strenger Hygienetechniken** das Risiko von Komplikationen reduziert.

Wenn eine Fistel ständig schmerzt, ein **abnormales Geräusch** macht (Veränderung des Fistelgeräusches), **anschwillt** oder sich **lokal erhitzt**, kann dies ein Anzeichen für eine ernsthafte Gefäßkomplikation wie Thrombose oder ein Aneurysma sein. In diesem Fall ist es wichtig, schnell zu handeln, um die Funktionalität der Fistel zu erhalten und eine potenziell schwere Infektion zu vermeiden.

Postoperative Schmerzen nach einer Nierentransplantation: Erholung nach einem großen Eingriff

Die **Nierentransplantation** ist ein großer chirurgischer Eingriff, der es Patienten mit Nierenversagen im Endstadium ermöglicht, eine normale Nierenfunktion wiederherzustellen. Die postoperative Erholung kann jedoch mit Schmerzen einhergehen, insbesondere im Bauchbereich, wo die transplantierte Niere implantiert wird. Die postoperativen Schmerzen sind in der Regel auf die Gewebeheilung und die chirurgischen Manipulationen zurückzuführen und können mehrere Wochen nach der Operation andauern.

Diese Schmerzen sind in der Regel mit Standard-Schmerzmitteln **gut zu kontrollieren**, und ihre Intensität nimmt mit der Zeit ab. Anhaltende Schmerzen oder eine Verschlechterung der Beschwerden können jedoch Anzeichen für Komplikationen sein, wie z.b. eine **Entzündung des Transplantats**, eine **Infektion** oder Probleme mit der Narbenbildung (z.B. Hernien). Eine regelmäßige Überwachung auf Anzeichen einer Infektion (Fieber, Rötung, Wärme um die Narbe) ist daher unerlässlich.

Die Patienten sollten darauf hingewiesen werden, dass **mäßige Schmerzen** in den ersten Wochen nach der Transplantation normal sind, dass diese aber allmählich nachlassen sollten. Dabei ist darauf zu achten, dass nichtsteroidale Antirheumatika vermieden werden, da diese bei Transplantationspatienten aufgrund ihrer Auswirkungen auf die Nierenfunktion kontraindiziert sein können.

Schmerzen im Zusammenhang mit Dialysebehandlungen: ein tägliches Ärgernis, mit dem man umgehen muss

Die **Dialysebehandlungen**, sowohl die Hämodialyse als auch die Peritonealdialyse, können manchmal Schmerzen verursachen. Bei der Hämodialyse sind die Schmerzen oft mit der Anlage und Punktion der Fistel verbunden, wie bereits erwähnt, aber sie können auch durch Muskelkrämpfe verursacht werden, die bei Dialysepatienten aufgrund der schnellen Veränderungen des Flüssigkeits- und Elektrolytspiegels während der Sitzungen häufig auftreten.

Diese **Muskelkrämpfe** können sehr schmerzhaft sein und sind oft in den Beinen zu spüren. Sie sind in der Regel auf ein Ungleichgewicht von Natrium oder Kalium oder auf eine zu schnelle Reduzierung des Blutvolumens während der Dialyse zurückzuführen. Anpassungen der Dialysebehandlung, wie eine langsamere Reduzierung der überschüssigen Flüssigkeit, können notwendig sein, um ihre Häufigkeit und Intensität zu reduzieren.

Sanfte Dehnübungen und lokale Wärmeanwendung können ebenfalls helfen, die Beschwerden nach der Dialyse zu lindern.

Bei der **Peritonealdialyse** können die Schmerzen mit der Einführung der Dialyseflüssigkeit in den Bauchraum zusammenhängen, was zu einem Druckgefühl oder einer Aufdehnung des Bauches führen kann. Der Schmerz ist oft nur vorübergehend, aber wenn er anhält oder sich verschlimmert, kann dies auf eine Infektion des Bauchfells (Peritonitis) hindeuten, die eine dringende medizinische Behandlung erfordert.

- **Schmerzbeurteilungsskalen**: Techniken zur richtigen Beurteilung von Schmerzen bei Patienten.

Die Beurteilung der Schmerzen eines Patienten ist ein entscheidender Schritt in der medizinischen Behandlung, insbesondere bei Patienten mit chronischen Nierenerkrankungen oder Dialysepatienten, die unter verschiedenen Formen von Schmerzen leiden können, seien sie akut oder chronisch. Eine gute Beurteilung der Schmerzen ist wichtig, um die Behandlung anzupassen, den Patienten wirksam zu entlasten und Komplikationen zu verhindern. Da Schmerzen jedoch eine subjektive Erfahrung sind, kann es schwierig sein, sie zu quantifizieren. Das Pflegepersonal muss daher strenge Bewertungstechniken anwenden, die Beobachtung, Dialog und standardisierte Instrumente einschließen, um die Intensität, den Ort und die Art der Schmerzen des Patienten besser zu verstehen.

Die Bedeutung eines umfassenden und einfühlsamen Ansatzes

Bevor wir uns mit den spezifischen Techniken der Schmerzbewertung befassen, ist es von grundlegender Bedeutung zu verstehen, dass der Ansatz **umfassend und einfühlsam** sein muss. Schmerz ist eine multifaktorielle Erfahrung, die von physischen, emotionalen und psychologischen Faktoren beeinflusst wird. Ein Patient mit einer Nierenerkrankung kann nicht nur aufgrund seiner Erkrankung Schmerzen empfinden, sondern auch aufgrund seiner Ängste, Befürchtungen oder der Frustration, die mit einer chronischen Krankheit verbunden ist.

Der Pfleger muss daher eine **Haltung** des **aktiven und wohlwollenden Zuhörens** einnehmen, wenn er einen Patienten über seine Schmerzen befragt. Die Schaffung eines Klimas des Vertrauens, in dem der Patient sich frei und ohne Bewertung äußern kann, ist eine wesentliche Voraussetzung für die Erlangung genauer Informationen. Viele Patienten können ihre Schmerzen aufgrund ihres emotionalen Zustands bagatellisieren oder übertreiben. Aufmerksames Zuhören und eine einfühlsame Haltung ermöglichen es, zuverlässigere Informationen zu erhalten und die Behandlung besser anzupassen.

Verwendung von Schmerzskalen: ein standardisiertes und objektives Instrument

Eines der am häufigsten verwendeten Instrumente zur **Beurteilung** von Schmerzen ist die **Schmerzskala**, mit der die Intensität der vom Patienten empfundenen Schmerzen quantifiziert werden kann. Es gibt verschiedene Skalen, die an das Verständnis und die Bedürfnisse jedes einzelnen Patienten angepasst sind und eine genauere Bewertung ermöglichen.

Die einfachste Skala ist die **numerische Skala** (oder EN), bei der der Patient gebeten wird, seine Schmerzen auf einer Skala von 0 bis 10 zu bewerten, wobei 0 für völlige Schmerzfreiheit und 10 für die stärksten vorstellbaren Schmerzen steht. Diese Methode ist besonders nützlich für Patienten, die in der Lage sind, ihre Schmerzen genau einzuschätzen und zu verbalisieren. Es ist jedoch wichtig, ihnen die Verwendung dieser Skala klar zu erklären, da einige Patienten, insbesondere ältere Patienten oder solche mit kognitiven Störungen, Schwierigkeiten bei der Interpretation der Skala haben können.

Für Patienten, die Schwierigkeiten mit der numerischen Skala haben, gibt es andere Methoden, wie die **visuelle Analogskala** (VAS), bei der der Patient auf einer horizontalen Linie sein

Schmerzniveau angibt, oder die **einfache verbale Skala** (EVS), bei der sie gebeten werden, ihre Schmerzen mit Begriffen wie "keine", "leicht", "mäßig" oder "stark" zu bezeichnen. Diese Methoden bieten konkretere Anhaltspunkte für Patienten, die Schwierigkeiten haben, die Intensität ihrer Schmerzen numerisch auszudrücken.

Gesichtsskalen (wie die Wong-Baker-Skala) sind nützlich für Kinder, ältere Menschen oder Menschen mit kognitiven Schwierigkeiten. Diese Skala zeigt Gesichter, die von einem lächelnden bis zu einem sehr traurigen oder weinenden Gesicht reichen, und der Patient wählt das Gesicht aus, das seine Gefühle am besten widerspiegelt. Dies ist eine wirksame Technik für Menschen, die Schwierigkeiten haben, ihre Schmerzen zu verbalisieren.

Qualitative Bewertung von Schmerzen: Verständnis der Natur und der Merkmale von Schmerzen

Neben der Intensität des Schmerzes ist es wichtig, auch seine **qualitativen Merkmale** zu bewerten. Der Schmerz kann scharf, dumpf, stechend, akut oder chronisch sein, und diese Beschreibungen können wertvolle Hinweise auf die Ursache des Schmerzes geben. Die Befragung des Patienten über die **Art** des Schmerzes hilft, die zugrunde liegenden Mechanismen besser zu verstehen und die Behandlung anzupassen.

Ein **plötzlicher stechender** Schmerz, der oft in der Flanke oder in die Leiste ausstrahlt, deutet auf eine Nierenkolik hin, die durch einen Nierenstein verursacht wird, während ein **chronischer, dumpfer** Schmerz um die Stelle einer arteriovenösen Fistel auf ein Gefäßproblem oder ein Ödem hinweisen kann. Ein **akuter, brennender** Schmerz im Unterleib nach einer Peritonealdialyse kann auf eine Peritonitis hindeuten.

Es ist auch wichtig, den Patienten zu fragen, welche Faktoren seine Schmerzen **auslösen** oder **lindern**. Manche Schmerzen können durch Bewegungen oder eine bestimmte Körperhaltung verstärkt werden (wie bei einer schmerzhaften Fistel), während andere, wie Muskelkrämpfe während der Dialyse, durch eine veränderte Körperhaltung oder leichte Massagen gelindert werden können. Fragen nach dem zeitlichen Verlauf der Schmerzen, dem Rhythmus (z.b. stärkere Schmerzen in der Nacht) und den Auswirkungen auf das tägliche Leben des Patienten helfen, ein vollständigeres Bild zu erhalten.

Beobachtung: ein wertvolles Instrument zur Bewertung von Schmerzen bei nicht-verbalen Patienten

In manchen Situationen kann der Patient nicht in der Lage sein, seine Schmerzen zu beschreiben, weil sein Bewusstsein beeinträchtigt ist, er kognitive Schwierigkeiten hat oder neurologische Störungen vorliegen. In diesen Fällen wird die **Beobachtung körperlicher Anzeichen** zu einem unverzichtbaren Hilfsmittel bei der Beurteilung von Schmerzen. Dazu gehören Gesichtsausdrücke (Grimassen, Verkrampfung), **Körperbewegungen** (Unruhe, Schutz eines Körperteils, plötzlicher Rückzug) oder **Verhaltensänderungen** (Aggressivität, Zurückgezogenheit, Verwirrung).

Physiologische Zeichen können ebenfalls auf starke Schmerzen hinweisen: eine erhöhte Herzfrequenz (Tachykardie), ein erhöhter Blutdruck, eine schnelle und flache Atmung (Polypnoe) oder übermäßiges Schwitzen. Diese Anzeichen sollten vor allem bei gebrechlichen Patienten oder Patienten, die sich nicht äußern können, beachtet werden, da sie auf ein Schmerzniveau hinweisen können, das eine dringende Behandlung erfordert.

In Situationen, in denen der Patient bewusstlos oder nicht in der Lage ist zu kommunizieren, können spezielle Skalen, wie die **Verhaltens-Schmerzskala** (ECPA), verwendet werden. Diese Skalen bewerten den Schmerz anhand der Verhaltensreaktionen des Patienten auf Reize oder Manipulationen, wie Berührungen, Positionswechsel oder Pflege. Diese Instrumente ermöglichen eine objektive Messung des Schmerzes und eine genauere Anpassung der Analgetika.

Regelmäßige Neubewertung der Schmerzen: eine unerlässliche Überwachung

Die Beurteilung von Schmerzen ist nicht auf eine einmalige Messung beschränkt, sondern muss **regelmäßig und wiederholt** erfolgen. Schmerzen können sich im Laufe der Zeit ändern, abhängig von der Behandlung oder dem Gesundheitszustand des Patienten. Sobald eine Behandlung eingeleitet wurde, ist es wichtig, **den Schmerz** in regelmäßigen Abständen **erneut zu bewerten**, um sicherzustellen, dass die ergriffenen Maßnahmen wirksam sind und der Patient Linderung erfährt. Wenn der Schmerz anhält oder sich verschlimmert, kann es notwendig sein, die Behandlung anzupassen, eine alternative Behandlung vorzuschlagen oder weitere Untersuchungen in Betracht zu ziehen, um die zugrunde liegende Ursache zu finden.

Darüber hinaus ermöglicht die regelmäßige Bewertung, die Auswirkungen der Behandlung auf die Lebensqualität des Patienten zu überprüfen. Eine gute Schmerztherapie ermöglicht dem Patienten eine größere Selbständigkeit, einen besseren Schlaf und eine stabile emotionale Verfassung. Fragen nach der **Rückkehr zu normalen Aktivitäten** oder **Veränderungen im Schlaf können** auf eine allgemeine Verbesserung des Wohlbefindens des Patienten hinweisen, die über die reine Schmerzlinderung hinausgeht.

Berücksichtigung des emotionalen und psychologischen Kontextes von Schmerzen

Schmerzen, insbesondere wenn sie chronisch sind, können einen **großen psychologischen Einfluss** auf den Patienten haben. Angst, Depression oder Stress können die Wahrnehmung von Schmerzen verstärken, so dass sie schwerer zu tolerieren sind. Es ist daher wichtig, diese emotionalen Faktoren bei der Beurteilung von Schmerzen zu berücksichtigen und diese Aspekte mit dem Patienten zu besprechen.

Die Befragung des Patienten über seinen **emotionalen Zustand**, seine Ängste oder Sorgen in Bezug auf den Schmerz kann erschwerende Faktoren aufdecken. In manchen Fällen kann eine multidisziplinäre Behandlung einschließlich psychologischer Unterstützung erforderlich sein, um dem Patienten zu helfen, seine Schmerzen besser zu bewältigen und sein seelisches Gleichgewicht wiederzufinden. Schmerzen sollten nie isoliert betrachtet werden, sondern als eine ganzheitliche Erfahrung, die von körperlichen, emotionalen und sozialen Faktoren beeinflusst wird.

* **Nichtmedikamentöse Behandlung**: Emotionale Unterstützung, Entspannungstechniken, bequeme Positionen.

Emotionale Unterstützung, Entspannungstechniken und die Wahl **bequemer Positionen** sind wesentliche Elemente zur Verbesserung der Lebensqualität von Patienten mit chronischen Erkrankungen, insbesondere von Nierenpatienten. Diese komplementären Ansätze zielen darauf ab, körperliche Symptome zu lindern, aber auch Stress, Angst und psychologisches Leiden, die mit der Krankheit einhergehen können, zu reduzieren. Emotionale Unterstützung gibt dem Patienten das Gefühl, dass ihm zugehört und er verstanden wird, während Entspannungstechniken und bequeme Positionen dazu beitragen, Körper und Geist zu beruhigen und so eine bessere

Verträglichkeit der Behandlung und ein allgemeines Wohlbefinden zu fördern.

Emotionale Unterstützung: aufmerksames und einfühlsames Zuhören

Emotionale Unterstützung ist ein wesentlicher Bestandteil der Behandlung von Patienten mit Nierenerkrankungen, insbesondere von Dialysepatienten und Patienten nach einer Transplantation. Angesichts der Chronizität der Krankheit, der Ungewissheit über die Zukunft und der schweren Behandlungen können die Patienten entmutigt, ängstlich oder sogar depressiv werden. Die Rolle des Pflegepersonals und der Angehörigen besteht darin, dem Patienten einen Raum zu bieten, in dem er **seine Ängste, Zweifel und Frustrationen ausdrücken** kann, ohne befürchten zu müssen, verurteilt oder missverstanden zu werden.

Das erste Element der emotionalen Unterstützung ist das **aktive Zuhören**. Das bedeutet, dass man voll anwesend ist, wenn der Patient spricht, ohne ihn zu unterbrechen, und dabei zeigt, dass seine Gefühle verstanden und berücksichtigt werden. Aktives Zuhören kann sich in verbalen Zeichen äußern, wie z.B. das Umformulieren des Gesagten, um zu überprüfen, ob es richtig verstanden wurde, aber auch in nonverbalen Zeichen, wie z.B. einem wohlwollenden Blickkontakt oder einem Nicken. Es ist wichtig, die Sorgen des Patienten nicht herunterzuspielen, auch wenn sie irrational oder übertrieben erscheinen. Ein Satz wie "Ich verstehe, dass diese Situation für Sie schwierig ist" oder "Es ist normal, sich unter diesen Umständen besorgt zu fühlen" kann bereits eine große Erleichterung bringen, da er die Emotionen des Patienten bestätigt.

Neben dem Zuhören kann die emotionale Unterstützung auch **praktische Ratschläge** umfassen, die dem Patienten helfen, mit den psychologischen Aspekten seiner Krankheit besser umzugehen. Beispielsweise kann es dem Patienten helfen, sich weniger isoliert zu fühlen, wenn er ermutigt wird, mit einem Angehörigen über seine Sorgen zu sprechen, oder wenn er an einen **Psychologen** oder eine Selbsthilfegruppe verwiesen wird. Diese Räume ermöglichen es dem Patienten, seine Erfahrungen mit anderen Menschen in ähnlichen Situationen auszutauschen, was äußerst beruhigend und entlastend sein kann.

Entspannungstechniken: Beruhigung von Körper und Geist

Entspannungstechniken sind ein wertvolles Instrument, um Patienten bei der Bewältigung von Stress und Angst zu helfen, die häufig mit einer chronischen Krankheit wie Nierenversagen einhergehen. Entspannung hilft, die körperliche Anspannung zu reduzieren, das Nervensystem zu beruhigen und den Geist zu besänftigen, wodurch ein positiver Kreislauf entsteht, in dem sich Körper und Geist gegenseitig unterstützen.

Die Tiefenatmung ist eine der einfachsten und zugänglichsten Entspannungstechniken. Sie hilft, einen beruhigenden Atemrhythmus wiederherzustellen und den Körper tief mit Sauerstoff zu versorgen. Wenn der Patient Angst oder Schmerzen verspürt, kann er dazu angeleitet werden, langsam und tief zu atmen. Wenn Sie tief durch die Nase einatmen und dabei bis 4 zählen und dann langsam durch den Mund ausatmen und dabei wieder bis 4 zählen, hilft dies, das parasympathische Nervensystem zu aktivieren, das für die Entspannung verantwortlich ist. Diese Übung kann jederzeit durchgeführt werden und ihre unmittelbare Wirkung auf die Reduzierung von Angstzuständen ist oft spürbar.

Geführte Meditation ist eine weitere wirksame Entspannungstechnik, insbesondere für Patienten, die Schwierigkeiten haben, sich zu entspannen. Sie besteht darin, die Aufmerksamkeit auf beruhigende Gedanken oder positive mentale Bilder zu richten, oft unter Anleitung eines Pflegers oder über eine Meditationsanwendung. Indem sie sich auf eine beruhigende Stimme konzentrieren, die ihre Atmung und ihre Aufmerksamkeit lenkt, können die Patienten allmählich negative oder ängstliche Gedanken verdrängen und in einen tieferen Entspannungszustand eintauchen.

Die **Übungen der progressiven Muskelentspannung** sind auch sehr nützlich, um körperliche Spannungen zu lindern, die sich aufgrund von chronischen Schmerzen oder Stress aufbauen können. Bei dieser Technik werden verschiedene Muskelgruppen nacheinander angespannt und wieder entspannt, beginnend mit den Füßen und allmählich bis zum Kopf. Durch die Konzentration auf die einzelnen Körperteile wird der Patient sich seiner Muskelverspannungen bewusster und lernt, sie zu lösen, was zu einer Verringerung der körperlichen Schmerzen und einer besseren allgemeinen Entspannung führen kann.

Bequeme Positionen: Schmerzlinderung und Erholung

Die Wahl einer **bequemen Position** ist für Patienten mit Nierenerkrankungen besonders wichtig, da viele von ihnen unter chronischen Schmerzen oder Beschwerden leiden, die mit Komplikationen wie Nierenkoliken, arteriovenösen Fisteln oder den Folgen der Dialyse verbunden sind. Die richtige Lagerung kann nicht nur Schmerzen lindern, sondern auch die Atmung erleichtern und einen erholsamen Schlaf fördern, was für das Wohlbefinden des Patienten von entscheidender Bedeutung ist.

Bei Schmerzen, die z.B. durch eine Nierenkolik verursacht werden, kann eine halb sitzende Position oder eine Seitenlage (auf der Seite liegend) helfen, den Druck auf die Nieren zu verringern und Krämpfe zu lindern. Es ist auch hilfreich, dem Patienten **Stützkissen** anzubieten, um eine bequeme Haltung beizubehalten und Muskelverspannungen zu vermeiden. Das Pflegepersonal kann die Position des Patienten regelmäßig anpassen, um Schmerzen aufgrund längerer Immobilität zu vermeiden und Druckstellen, die zu einem Dekubitus führen könnten, zu verhindern.

Für Patienten mit einer **arteriovenösen Fistel** ist es von entscheidender Bedeutung, dass der Arm, in dem die Fistel platziert ist, nicht gequetscht wird. Lagerungen, bei denen der Arm in einer leicht erhöhten Position gehalten und mit einem Kissen gestützt wird, können die Beschwerden bei wiederholten Punktionen oder vaskulären Komplikationen verringern. Der Patient sollte ermutigt werden, seine Finger sanft zu bewegen, um die Durchblutung zu fördern, ohne die Fistel zu beeinträchtigen.

Schließlich sind Liege- oder halbsitzende Positionen auch für Patienten vorteilhaft, die unter **Atembeschwerden** aufgrund von Lungenödemen oder Flüssigkeitsüberladung leiden. Die halbsitzende Position erleichtert die Atmung, indem sie den Druck auf das Zwerchfell und die Lungen verringert und gleichzeitig die Sauerstoffversorgung verbessert. Diese Position ist besonders bei Anfällen von Atemnot oder bei Wasserüberladung nach einer Dialysebehandlung zu empfehlen.

Kapitel 12

Technologische Innovation in der Nephrologie

- **Neue Technologien bei der Überwachung und Behandlung von Nierenpatienten**: Heimdialyse, Telemedizin, Anwendungen zur Überwachung der Vitalwerte.

Heimdialyse, Telemedizin und Anwendungen zur Überwachung der Vitalwerte stellen wichtige technologische und organisatorische Fortschritte in der Behandlung von Patienten mit chronischer Niereninsuffizienz dar. Diese Innovationen ermöglichen eine größere Autonomie der Patienten, eine personalisierte Pflege und eine bessere Lebensqualität. Sie stellen auch eine Wende hin zu einer vernetzten Medizin dar, bei der der Patient stärker in seine Behandlung einbezogen wird, während er gleichzeitig von einer strengen medizinischen Fernüberwachung profitiert. Diese Ansätze bieten Alternativen zur traditionellen Krankenhausversorgung und gewährleisten gleichzeitig die Sicherheit und Wirksamkeit der Behandlung.

Dialyse zu Hause: Autonomie und verbesserte Lebensqualität

Die Heimdialyse, ob Hämodialyse oder Peritonealdialyse, ist eine zunehmend beliebte Lösung für Patienten mit chronischer Niereninsuffizienz geworden. Sie bietet eine Alternative zu den regelmäßigen Sitzungen in einem Dialysezentrum und ermöglicht es dem Patienten, seine Behandlung bequem von zu Hause aus durchzuführen. Dies hat viele Vorteile, wie z.B. eine größere Flexibilität bei der Behandlung, weniger Reisen und Zeitaufwand in Gesundheitseinrichtungen und eine bessere Lebensqualität.

Bei der **Heimhämodialyse** wird ein Hämodialysegerät im Haus des Patienten installiert. Der Patient, der häufig von einem geschulten Angehörigen unterstützt wird, lernt, die Sitzungen selbst durchzuführen, die Ausrüstung vorzubereiten, die Nadeln in die arteriovenöse Fistel einzuführen und die Parameter während der Sitzung zu überwachen. Diese Option ermöglicht es dem Patienten, seine Zeit zu wählen und die Häufigkeit der Sitzungen an seine Bedürfnisse anzupassen, oft mit häufigeren, aber kürzeren Sitzungen. Dies ermöglicht eine sanftere Dialyse, die vom Körper besser vertragen wird. Die Heimhämodialyse bietet auch psychologischen Komfort, da sich der Patient in seiner vertrauten Umgebung befindet und von seinen Angehörigen umgeben ist.

Die **Heim-Peritonealdialyse** ist eine weitere weit verbreitete Option. Diese Methode nutzt das Peritoneum, die Membran, die die Bauchorgane umgibt, als Filter, um Giftstoffe und überschüssige Flüssigkeit aus dem Körper zu entfernen. Der Patient füllt seine Bauchhöhle über einen implantierten Katheter mit einer Dialyselösung, lässt die Lösung mehrere Stunden lang einwirken und entleert sie dann. Dieser Vorgang kann mehrmals täglich manuell (kontinuierliche ambulante Peritonealdialyse) oder automatisch über Nacht mit Hilfe einer Maschine (automatisierte Peritonealdialyse) durchgeführt werden. Diese Art der Dialyse bietet dem Patienten eine große Freiheit, da er seinen täglichen Aktivitäten nachgehen kann, ohne durch Dialysesitzungen in einem Zentrum unterbrochen zu werden.

Die **Schulung der Patienten** ist ein Schlüsselelement für den Erfolg der Heimdialyse. Das Pflegepersonal schult die Patienten und ihre Angehörigen im sicheren Umgang mit den Geräten, in der Erkennung von Anzeichen für Komplikationen (wie Infektionen oder Probleme mit der Fistel oder dem Katheter) und in der Reaktion auf Probleme. Die Patienten werden regelmäßig überwacht und können sich im Zweifelsfall an ihr medizinisches Team wenden. Diese größere Autonomie trägt zur **Verbesserung der Lebensqualität** bei, denn der Patient wird zum Akteur seiner Behandlung, hat mehr Flexibilität und eine direktere Kontrolle über seine Behandlung.

Telemedizin: Verstärkte medizinische Betreuung aus der Ferne

Die **Telemedizin** ist zu einem wesentlichen Instrument bei der Behandlung von chronischen Krankheiten wie Nierenversagen geworden. Sie ermöglicht es Dialysepatienten zu Hause oder

Patienten, die eine regelmäßige Nachsorge benötigen, medizinische Hilfe in Anspruch zu nehmen, ohne das Krankenhaus oder das Dialysezentrum aufsuchen zu müssen. Dies ist besonders vorteilhaft für Patienten, die in ländlichen oder abgelegenen Gebieten leben, wo der Zugang zu nephrologischen Spezialisten eingeschränkt sein kann.

Mit Hilfe der Telemedizin können Patienten **Fernkonsultationen** mit ihrem Nephrologen oder dem Pflegeteam durchführen. Diese Konsultationen, die per Videokonferenz oder Telefon durchgeführt werden, ermöglichen es, Untersuchungsergebnisse zu besprechen, die Behandlung anzupassen oder Fragen zu Symptomen oder Zweifeln in Bezug auf die Dialyse zu stellen. Die Telemedizin bietet auch die Möglichkeit, **Daten in Echtzeit auszutauschen**, z.B. durch Anwendungen zur Überwachung der Vitalwerte oder durch angeschlossene Geräte, die während der Dialyse verwendet werden. Dies ermöglicht es dem Arzt, den Gesundheitszustand des Patienten proaktiv zu überwachen und bei Bedarf schnell einzugreifen.

Die Telemedizin trägt auch dazu bei, **den Stress** der Patienten zu **verringern**, da sie schnelle Antworten auf ihre Fragen erhalten können, ohne auf eine physische Konsultation warten zu müssen. Sie hilft auch, ein Vertrauensverhältnis mit dem Behandlungsteam aufrechtzuerhalten, auch über die Entfernung hinweg. Telemedizinische Konsultationen können regelmäßig anberaumt werden, um den Krankheitsverlauf zu verfolgen und die Behandlung anzupassen, sind aber auch in Notfällen nützlich, um unnötige Reisen oder Krankenhausaufenthalte zu vermeiden.

Einer der Hauptvorteile der Telemedizin ist die Möglichkeit einer **multidisziplinären Betreuung** aus der Ferne. Der Patient kann sich mit seinem Nephrologen, aber auch mit Ernährungsberatern, Psychologen oder spezialisierten Krankenpflegern austauschen, je nach Bedarf. Diese Koordination der Pflege ermöglicht eine umfassende Betreuung, bei der jeder Aspekt der Gesundheit des Patienten auf kohärente und proaktive Weise verfolgt wird.

Anwendungen zur Überwachung der Vitalwerte: das Zeitalter der vernetzten Gesundheit

Anwendungen zur Überwachung der Vitalwerte und vernetzte Geräte sind ein integraler Bestandteil der Telemedizin und der häuslichen Behandlung chronischer Krankheiten. Mit diesen Hilfsmitteln können die Patienten in Echtzeit wichtige Parameter ihres Gesundheitszustands wie Blutdruck, Gewicht, Herzfrequenz, Blutzucker- und Kaliumspiegel überwachen. Diese Daten werden automatisch an das Pflegeteam weitergeleitet, das den Gesundheitszustand des Patienten überwachen und eingreifen kann, wenn es Anomalien feststellt.

Bei der Heimdialyse spielen **Anwendungen** zur Überwachung **der Vitalwerte** eine entscheidende Rolle bei der Überwachung von Indikatoren wie der **Flüssigkeitsbilanz**, die ein wesentlicher Parameter zur Vermeidung von Flüssigkeitsüberladung oder Dehydrierung ist. Durch die tägliche Erfassung des Körpergewichts und die Überwachung der während der Dialysesitzungen ausgeschiedenen Flüssigkeitsmengen können die Patienten mit Hilfe ihres Arztes die Behandlung an ihre Bedürfnisse anpassen.

Diese Anwendungen ermöglichen auch die Integration von Behandlungserinnerungen, um sicherzustellen, dass die Patienten ihre Medikamente zu festen Zeiten einnehmen und die Dialyseprotokolle einhalten. Die Patienten können auch Benachrichtigungen erhalten, die sie dazu auffordern, bestimmte Ernährungstipps zu befolgen oder Sport zu treiben. Dies hilft ihnen, engagierter zu bleiben und die Auswirkungen ihres Lebensstils auf ihre Gesundheit besser zu verstehen.

Einer der größten Vorteile von Anwendungen für das Gesundheitswesen besteht darin, dass sie die **Kommunikation mit** dem Pflegepersonal **in Echtzeit** erleichtern. Wenn eine anormale Veränderung festgestellt wird (z.B. plötzlicher Bluthochdruck oder eine schnelle Gewichtszunahme, die auf eine Flüssigkeitsretention hindeutet), kann das System den Arzt oder das Pflegepersonal alarmieren, das den Patienten kontaktieren kann, um die Situation zu beurteilen und Maßnahmen zu ergreifen. Dies ermöglicht eine reaktivere und präventive Behandlung, wodurch schwerwiegende Komplikationen oder Notfalleinweisungen vermieden werden.

Außerdem kann der Patient mit Hilfe von Monitoring-Anwendungen **die Entwicklung seines Gesundheitszustands** anhand von Grafiken oder Dashboards **visualisieren**, was sehr motivierend sein kann. Der Patient wird sich der Zusammenhänge zwischen seinen täglichen Gewohnheiten (Ernährung, körperliche Aktivität, Flüssigkeitszufuhr) und seinem Gesundheitszustand bewusster, was langfristig einen besseren Umgang mit der Krankheit fördert.

- **Die Auswirkungen von Robotik und künstlicher Intelligenz**: Entscheidungshilfen, Auswirkungen auf den Beruf des Krankenpflegers.

Entscheidungshilfen sind zu einem Schlüsselelement in der Pflegepraxis geworden und bieten dem Gesundheitspersonal, einschließlich der Pflegekräfte, eine wertvolle Unterstützung bei der täglichen Arbeit. Diese Tools, die häufig in Computersysteme, mobile Anwendungen oder telemedizinische Geräte integriert sind, können die Qualität der Pflege verbessern, komplexe Entscheidungen erleichtern und das Patientenmanagement optimieren. Sie beeinflussen nicht nur die Arbeit von Krankenschwestern und Ärzten, sondern auch die von Pflegekräften, indem sie deren Praktiken verändern und ihnen neue Möglichkeiten bieten, sich an einer umfassenderen und persönlicheren Pflege zu beteiligen.

Entscheidungshilfen: eine technologische Unterstützung im Dienste der Pflege

Entscheidungshilfen sind digitale Systeme, die das Pflegepersonal bei der Behandlung von Patienten unterstützen, indem sie Empfehlungen oder Warnungen auf der Grundlage von gesammelten Gesundheitsdaten ausgeben. Sie stützen sich auf

Algorithmen und medizinische Datenbanken, die in Echtzeit Informationen über den Zustand des Patienten (wie Vitalwerte, Untersuchungsergebnisse oder Krankengeschichte) analysieren. Diese Tools werden verwendet, um **die Entscheidungsfindung** in komplexen klinischen Situationen zu **erleichtern**, indem sie geeignete Lösungen oder Behandlungswege vorschlagen, die je nach den Bedürfnissen des Patienten verfolgt werden sollten.

Diese Instrumente sind auch in der Lage, **frühzeitig Anomalien** im Gesundheitszustand des Patienten zu **erkennen,** lange bevor klinische Symptome auftreten. Beispielsweise kann ein System das Pflegepersonal alarmieren, wenn es einen ungewöhnlich niedrigen Blutdruck oder einen erhöhten Kaliumspiegel feststellt, die auf ein Dekompensationsrisiko oder eine mögliche Komplikation bei Patienten mit Niereninsuffizienz hinweisen können. Das medizinische Fachpersonal kann dann schnell eingreifen, um die Behandlung anzupassen oder eine spezielle Pflege vorzuschlagen.

Für die Pflegekräfte ermöglichen diese Hilfsmittel eine **bessere Antizipation** der Bedürfnisse der Patienten. Sie liefern wertvolle Informationen über die Entwicklung von Gesundheitsparametern und erleichtern so die tägliche Pflege. Zum Beispiel kann ein Pfleger mit Hilfe von Entscheidungshilfen Warnungen erhalten, dass die Diurese eines Patienten unzureichend ist, was auf eine mögliche Flüssigkeitsretention hinweist, die eine weitere Untersuchung erfordert. Diese Früherkennung hilft, ernsthafte Komplikationen wie Lungenödeme oder Hypervolämie zu verhindern, die bei Dialysepatienten häufig auftreten.

Neben der Bereitstellung von Informationen über den aktuellen Gesundheitszustand des Patienten ermöglichen Entscheidungshilfen auch die **Zentralisierung von Daten** und einen leichteren Zugang zu ihnen. So kann der Pfleger z.B. die letzten Ergebnisse von biologischen Tests, ärztliche Verschreibungen oder die Vorgeschichte eines Patienten über eine digitale Schnittstelle einsehen, was eine effizientere Anpassung der Pflege und eine bessere Kontinuität der Pflege in Zusammenarbeit mit anderen Teammitgliedern ermöglicht.

Auswirkungen auf den Beruf des Krankenpflegers: mehr Autonomie und ein proaktiverer Ansatz

Die Integration von Entscheidungshilfen in die Praxis der Pflegekräfte hat einen erheblichen Einfluss auf ihre Rolle und ihre Verantwortung. Obwohl sie in einem Pflegeumfeld bleiben, das sich auf die Betreuung der Patienten und die Unterstützung des Pflegepersonals konzentriert, ermöglichen ihnen diese Hilfsmittel, **an Autonomie zu gewinnen** und eine aktivere Rolle in der Gesamtpflege der Patienten **zu** spielen.

Traditionell ist es die Aufgabe des Pflegers, die Grundpflege (wie Waschen, Mobilisierung, Unterstützung bei der Nahrungsaufnahme) zu gewährleisten und die grundlegenden klinischen Zeichen wie Temperatur oder Diurese zu überwachen. Mit den Tools zur Entscheidungsunterstützung erweitert sich ihre Rolle, da sie nun **auch feinere Daten** wie Vitalparameter oder Testergebnisse **überwachen** können, was sie in den Mittelpunkt einer weitergehenden und reaktionsschnelleren Betreuung stellt. So kann z.B. ein Pfleger, der Dialysepatienten betreut, Benachrichtigungen über abnormale Dialyseergebnisse erhalten und das medizinische Team schnell informieren oder die Pflege entsprechend anpassen.

Diese Hilfsmittel ermöglichen es auch, **bestimmte** routinemäßige **Pflegeentscheidungen** an die Pflegekräfte zu **delegieren**, während sie in einem sicheren Rahmen bleiben. Wenn beispielsweise der Blutdruck eines Patienten im Zusammenhang mit einer Behandlung oder einer Dialysebehandlung abfällt, kann eine Entscheidungshilfe eine Reihe von Maßnahmen vorschlagen (z.B. den Patienten mit hochgelegten Beinen lagern oder ihm Flüssigkeit zuführen), die der Pfleger sicher ausführen kann. Diese Art der Entscheidungsfindung, die auf Echtzeitdaten beruht, stärkt ihre Fähigkeit, **angemessen und autonom zu reagieren**.

Eine weitere wichtige Auswirkung von Entscheidungshilfen ist die **Verringerung des Fehlerrisikos** bei der täglichen Pflege. Beispielsweise können Pflegekräfte bei der Verwaltung von Medikamenten oder der Durchführung einfacher medizinischer Verfahren von Echtzeit-Alarmen geleitet werden, die sie auf eine falsche Dosierung oder eine medizinische Kontraindikation aufmerksam machen. Dies erhöht die Sicherheit der Patienten und ermöglicht es dem Pfleger, mit mehr Vertrauen und Genauigkeit zu arbeiten.

Verbesserung der interprofessionellen Zusammenarbeit

Entscheidungshilfen fördern auch eine **bessere interprofessionelle Zusammenarbeit**. Indem sie Daten zentralisieren und jedem Mitglied des Pflegeteams den Zugang zu denselben Informationen ermöglichen, erleichtern sie die Kommunikation zwischen den verschiedenen an der Behandlung eines Patienten beteiligten Fachleuten. Der Pfleger kann so seine Handlungen besser mit denen der Krankenschwestern, Ärzte und anderer Gesundheitsfachkräfte koordinieren, was eine harmonischere und effizientere Pflege gewährleistet.

So kann ein Pfleger beispielsweise wichtige Informationen schnell an das Pflegepersonal oder den Arzt weiterleiten, indem er sich auf die Daten stützt, die er mit Hilfe eines Entscheidungshilfe-Tools gesammelt hat. Wenn ein Patient nach einer Dialysesitzung Anzeichen von Dehydrierung oder Ödemen zeigt, kann der Pfleger die Anomalie sofort dem medizinischen Team melden, das dann die notwendigen Maßnahmen ergreifen kann, wie z.B. die Anpassung des Flüssigkeitsvolumens bei den folgenden Sitzungen. Diese reibungslose Informationsübermittlung trägt dazu bei, Verzögerungen bei der Behandlung zu vermeiden und die klinischen Ergebnisse zu verbessern.

Darüber hinaus können Pflegekräfte mit Hilfe dieser Tools auch **medizinische Entscheidungen** besser verstehen. Durch den

Zugriff auf Krankenakten und Behandlungsempfehlungen in Echtzeit können sie ihre Pflege relevanter gestalten und mit den Zielen des medizinischen Teams in Einklang bringen. Dies stärkt ihre Rolle innerhalb des Pflegeteams und ermöglicht es ihnen, sich stärker an den kollektiven Entscheidungsprozessen zu beteiligen, insbesondere bei den Koordinationssitzungen der Pflege.

Schulung und Anpassung an die neue technologische Umgebung

Mit der Einführung von Entscheidungshilfen in ihre Praxis benötigen auch die Pflegekräfte eine **angemessene Schulung**, um sich mit diesen Technologien vertraut zu machen. Obwohl diese Tools so konzipiert sind, dass sie einfach zu bedienen sind, ist eine anfängliche Schulung unerlässlich, damit die Pflegekräfte ihre Funktionsweise vollständig verstehen und sie optimal nutzen können.

Diese Ausbildung sollte nicht nur technische Aspekte umfassen, wie die Eingabe und Interpretation von Daten, sondern auch **Kommunikations-** und Notfallmanagementfähigkeiten. Die Pflegekräfte müssen wissen, wie sie auf einen Alarm oder eine Anomalie reagieren müssen, die das Gerät erkennt, und wie sie diese Informationen effektiv an andere Mitglieder des Pflegeteams weitergeben können.

Darüber hinaus verändert die Einführung von Entscheidungshilfen auch die Beziehung der Pflegekräfte zur **Technologie** in ihrem Alltag. Sie müssen lernen, diese Hilfsmittel in ihre Routine zu integrieren, ohne den menschlichen Kontakt mit dem Patienten zu verlieren, da der Beziehungsaspekt ein grundlegendes Element ihres Berufs bleibt. Der Einsatz von Technologie sollte nicht die Aufmerksamkeit und das Zuhören für den Patienten ersetzen, sondern im Gegenteil dazu beitragen, seine Bedürfnisse besser zu antizipieren und ihm eine individuellere und angemessenere Pflege zu bieten.

- **Sich mit neuen Technologien vertraut machen** : Der Krankenpflegehelfer angesichts der technologischen Entwicklungen in diesem Sektor.

Die Pflegekraft, ein wichtiger Akteur im Pflegeprozess, ist heute mit **technologischen Entwicklungen** konfrontiert, die den Gesundheitssektor tiefgreifend verändern. Diese Entwicklungen betreffen sowohl die Arbeitsmethoden, die verwendeten Werkzeuge als auch die Organisation der Pflege. Während diese Technologien viele Vorteile mit sich bringen, verändern sie auch die Praxis der Pflegekräfte, die sich an diese Veränderungen anpassen müssen, ohne dabei ihre grundlegende Rolle der Nähe und Begleitung der Patienten zu vernachlässigen. Die Integration neuer Technologien wie Telemedizin, vernetzte Geräte, elektronische Patientenakten und Entscheidungshilfen verändern die täglichen Aufgaben der Pflegekräfte und bieten gleichzeitig Möglichkeiten, die Qualität der Pflege zu verbessern.

Eine Rolle im Wandel: mehr Autonomie und Verantwortung

Mit dem Aufkommen neuer Technologien wird die Rolle der Pflegekraft erweitert und komplexer. Die Pflegekräfte sind nicht mehr nur für die **Grundpflege** wie Hygiene, Ernährung und Mobilisierung der Patienten zuständig. Mit Hilfe von digitalen Geräten und Entscheidungshilfen sind sie nun aktiver an der **klinischen Überwachung** der Patienten, der Sammlung und Analyse von Gesundheitsdaten und der Kommunikation mit dem medizinischen Team beteiligt.

Zum Beispiel ermöglicht der Einsatz von **vernetzten Geräten** den Pflegekräften, die Vitalfunktionen der Patienten in Echtzeit zu überwachen. So können sie an vorderster Front Anomalien wie Veränderungen des Blutdrucks, der Sauerstoffsättigung oder des Gewichts erkennen, die auf eine mögliche Komplikation hinweisen können. Sie können schnell reagieren, indem sie die Pflege anpassen oder das -Pflege oder Ärzteteam alarmieren, bevor sich eine Situation verschlimmert.

Darüber hinaus werden Pflegekräfte zunehmend in die Nutzung **digitaler Hilfsmittel zur Pflegeüberwachung** einbezogen, wie z.B. elektronische Patientenakten (EMR), in denen alle Informationen über einen Patienten zentral gespeichert werden. Mit Hilfe dieser Tools können sie leicht auf die Behandlungshistorie, Verschreibungen und Gesundheitschecks zugreifen, was ihnen ermöglicht, ihre Maßnahmen an die aktuellen Bedürfnisse des Patienten anzupassen. Die Zentralisierung der Daten ermöglicht eine reibungslose Kommunikation mit anderen Gesundheitsexperten und gewährleistet die **Kontinuität der Pflege** ohne Informationslücken.

Ausbildung und Anpassung an neue Technologien: eine unumgängliche Herausforderung

Die Integration neuer Technologien in den Alltag der Krankenpfleger bedeutet einen erhöhten Bedarf an **Ausbildung** und Anpassung. Um ihre volle Wirksamkeit entfalten zu können, müssen die Pflegekräfte die Grundlagen ihrer Funktionsweise beherrschen. Während einige Technologien, wie Tablets oder Vitalparameter-Monitore, relativ intuitiv zu bedienen sind, erfordern andere Werkzeuge, wie Pflegemanagement-Software oder Fernüberwachungsanwendungen, eine gründlichere Ausbildung.

Die Pflegekräfte müssen neue Fähigkeiten entwickeln, insbesondere im Bereich der **Informatik und des Datenmanagements**, um diese Geräte zu verstehen und richtig zu nutzen. Es ist wichtig, ihnen eine angemessene **pädagogische Unterstützung** zu bieten, mit kontinuierlichen Schulungen, die es ihnen ermöglichen, mit der sich schnell entwickelnden Technologie Schritt zu halten. Dies beschränkt sich nicht nur auf die technische Nutzung der Tools, sondern umfasst auch **Datensicherheit** und **Datenschutz**, da Pflegekräfte mit sensiblen medizinischen Informationen in digitalen Systemen umgehen.

Darüber hinaus muss die Ausbildung auch mehr technische Aspekte umfassen, die mit den **spezifischen Krankheiten** zusammenhängen, mit denen Pflegehilfskräfte konfrontiert werden können. Zum Beispiel können Pflegekräfte bei Nierenversagen in der Verwendung von Fernüberwachungsgeräten geschult werden, die dialysebezogene Parameter oder mögliche Komplikationen dieser Erkrankung wie Hyperkaliämie oder Lungenödem überwachen. Durch den Erwerb dieser Fachkenntnisse werden Pflegekräfte zu Schlüsselakteuren bei der Überwachung der Gesundheit von Patienten zu Hause oder in Pflegeeinrichtungen.

Eine durch Technologie gestärkte Beziehung zwischen Patient und Pflegekraft

Obwohl die Technologie digitale Hilfsmittel in den Pflegealltag einführt, bleibt die menschliche Rolle des Pflegers als **Stütze der Beziehung zwischen Patient und Pfleger** zentral. In der Tat sind Pfleger oft die Fachkräfte, die den Patienten am nächsten stehen und mit denen sie am häufigsten interagieren. Sie stehen im Mittelpunkt der **emotionalen Unterstützung**, des Zuhörens und der Begleitung bei der täglichen Pflege. Diese Beziehungsaspekte verschwinden nicht mit dem Aufkommen der Technologie, sondern werden im Gegenteil noch verstärkt.

Digitale und vernetzte Geräte ermöglichen es den Pflegekräften, mehr **Zeit** für die Beziehungspflege zu gewinnen. Beispielsweise ermöglicht die Automatisierung von Verwaltungsaufgaben oder die Vereinfachung der Erfassung klinischer Daten den Pflegekräften, sich auf das Wesentliche zu konzentrieren: die Begleitung des Patienten, das Zuhören seiner Bedürfnisse und das Beobachten seines emotionalen Zustands. Diese Technologien bieten auch mehr Flexibilität bei der Arbeitsorganisation, so dass die Zeit, die mit dem einzelnen Patienten verbracht wird, besser verwaltet werden kann.

In der Telemedizin, wo Fernkonsultationen zunehmen, können Pflegehelfer eine **Vermittlerrolle zwischen** Patient und Arzt übernehmen. Sie können den Patienten bei Konsultationen-Online begleiten, ihm bei der Vorbereitung helfen, sicherstellen, dass alle Parameter eingehalten werden, und vor allem dem Patienten die medizinischen Empfehlungen erklären und ihn bei der Durchführung der verordneten Behandlungen unterstützen. Diese enge Beziehung ist umso wertvoller, als einige Patienten, insbesondere ältere, verwirrt oder ängstlich sein können, wenn es um den Einsatz von Technologien geht. Der Pfleger wird dann zu einer beruhigenden Figur, die in der Lage ist, eine **Verbindung zwischen den technologischen Innovationen und den menschlichen Bedürfnissen herzustellen.**

Die Herausforderung der Humanisierung in einer technologischen Umgebung

Obwohl die Technologie erhebliche Vorteile in Bezug auf die Effizienz und Sicherheit der Pflege bietet, besteht eine große Herausforderung für die Pflegekräfte darin, **in einer zunehmend digitalen Umgebung einen menschlichen Ansatz zu bewahren.** Es besteht die Gefahr, dass der übermäßige Einsatz von Technologie in einigen Fällen eine Distanz zwischen Pfleger und Patient schaffen kann, insbesondere wenn die Aufmerksamkeit auf Bildschirme und angeschlossene Geräte gelenkt wird.

Es ist daher wichtig, dass die Pflegekräfte lernen, **die Technologie harmonisch** in ihre Praxis zu **integrieren** und dabei die Bedeutung des menschlichen Kontakts nicht aus den Augen zu verlieren. Digitale Geräte sollten als Hilfsmittel für die Pflege gesehen werden und nicht als Ersatz für die menschliche Interaktion. Zum Beispiel kann der Pfleger bei der Messung von Vitalwerten oder der klinischen Überwachung mit Hilfe von vernetzten Geräten diese Momente nutzen, um mit dem Patienten ins Gespräch zu kommen, ihn zu beruhigen und seinen allgemeinen Zustand über die reinen medizinischen Parameter hinaus zu beobachten.

Die Pflege muss immer eine **emotionale und relationale Dimension** beinhalten, auch in einem technologischen Kontext.

Der Blick, die Berührung, die ermutigenden Worte und das aufmerksame Zuhören sind Aspekte, die die Technologie nicht ersetzen kann. In diesem Sinne kommt den Pflegekräften eine grundlegende Rolle dabei zu, **die Technologie menschlicher** zu **gestalten** und sicherzustellen, dass die Innovationen keine Barriere zwischen dem Patienten und dem Gesundheitspersonal schaffen, sondern im Gegenteil die Interaktion und das gegenseitige Verständnis verbessern.

Auf dem Weg in eine Zukunft der vernetzten und personalisierten Gesundheitsversorgung

Die technologischen Entwicklungen im Gesundheitssektor bieten **vielversprechende Möglichkeiten** zur Verbesserung der Qualität und Personalisierung der Pflege. Die Zukunft der vernetzten Pflege mit telemedizinischen Geräten, biometrischen Sensoren und Fernüberwachungsanwendungen ebnet den Weg für eine **individuellere** Patientenbetreuung, bei der die Pflege in Echtzeit auf die spezifischen Bedürfnisse jedes **Einzelnen** abgestimmt wird. Für die Pflegekräfte bedeutet dies, dass sie Zugang zu einer Vielzahl von Werkzeugen haben werden, die es ihnen ermöglichen, die Entwicklung des Gesundheitszustands ihrer Patienten besser zu verstehen und schnell auf Warnsignale zu reagieren.

Die Entwicklung der **prädiktiven** Gesundheitsfürsorge, bei der durch Datenanalyse Komplikationen bereits vor dem Auftreten von Symptomen antizipiert werden können, wird die Rolle der Pflegekräfte bei der Prävention und Früherkennung von Gesundheitsproblemen stärken. Durch Weiterbildung und die Integration von Technologien in ihre Praxis können sie sich aktiver an dieser Entwicklung hin zu einer proaktiven und personalisierten Medizin beteiligen.

Kapitel 13

Pädiatrie in der Nephrologie: Spezielle Pflege bei Kindern

- **Häufige pädiatrische Nierenerkrankungen** : Nephrotisches Syndrom, akutes Nierenversagen bei Kindern.

Das **nephrotische Syndrom** und die **akute Niereninsuffizienz** bei Kindern sind zwei schwere Nierenerkrankungen, die eine schnelle und angemessene Behandlung erfordern. Obwohl sie unterschiedliche Ursachen haben können, weisen sie gemeinsame Merkmale auf, insbesondere einen großen Einfluss auf die Nierenfunktion und erhebliche Folgen für den Wasser- und Elektrolythaushalt des Kindes. Das Verständnis dieser beiden Erkrankungen, ihrer Erscheinungsformen, ihrer Behandlung und ihrer spezifischen Auswirkungen bei Kindern ist entscheidend für die Verbesserung der Prognose und die Vermeidung von Komplikationen.

Nephrotisches Syndrom bei Kindern: Proteinverlust und Wasserungleichgewicht

Das **nephrotische Syndrom** bei Kindern ist eine Nierenerkrankung, die durch einen übermäßigen Austritt von Eiweiß in den Urin (Proteinurie) gekennzeichnet ist, was auf eine Beeinträchtigung der Filtrationsfunktion der Nierenglomeruli zurückzuführen ist. Dieser Verlust von Proteinen, insbesondere Albumin, führt zu einer Reihe von Ungleichgewichten, die sich auf den gesamten Organismus auswirken. Die Ursachen des nephrotischen Syndroms können vielfältig sein, aber bei Kindern ist die häufigste Form das **idiopathische nephrotische Syndrom**, d.h. ohne genau identifizierte Ursache, das oft mit minimalen Anomalien der Glomeruli (Minimalschadenskrankheit) verbunden ist.

Das Schlüsselzeichen des nephrotischen Syndroms ist die **massive Proteinurie**, bei der große Mengen an Proteinen mit dem Urin ausgeschieden werden. Dies führt zu einer **Hypoalbuminämie**, einer Verringerung des Albuminspiegels im Blut, die für eine Verringerung des onkotischen Drucks verantwortlich ist. Infolgedessen tritt Flüssigkeit aus den

Blutgefäßen aus und sammelt sich im Gewebe an, was zu **Ödemen** führt, die oft im Gesicht, in den Beinen, Füßen und im Bauchraum sichtbar sind (Aszites). Diese Ödeme können sehr ausgeprägt sein und sich schnell entwickeln, manchmal über Nacht, was bei Kindern zu erheblichen Beschwerden führt.

Zusätzlich zu den Ödemen setzt das nephrotische Syndrom das Kind einem erhöhten Risiko für **Komplikationen** aus, wie Infektionen aufgrund des Verlustes von Immunglobulinen im Urin und **Thrombosen** aufgrund der Hyperkoagulabilität, die durch den Austritt von gerinnungshemmenden Proteinen verursacht wird. **Dyslipidämie** ist ebenfalls häufig, mit einem Anstieg der Blutfettwerte, was eine kompensatorische Reaktion auf den Verlust von Proteinen ist.

Die Behandlung des nephrotischen Syndroms bei Kindern beruht hauptsächlich auf der Einnahme von **Kortikosteroiden**, die in der Mehrzahl der Fälle wirksam sind. Die Steroidbehandlung zielt darauf ab, die Entzündung der Glomeruli zu reduzieren und den Proteinverlust im Urin zu stoppen. In etwa 80% der Fälle sprechen die Kinder gut auf diese Behandlung an und die Proteinurie geht zurück. Bei einigen Kindern kann es jedoch zu **häufigen Rückfällen** kommen oder sie können **kortikoidabhängig** oder **kortikoidresistent** werden, was eine alternative immunsuppressive Behandlung erforderlich macht.

Die **langfristige Überwachung** ist von entscheidender Bedeutung, da das nephrotische Syndrom einen unvorhersehbaren Verlauf nehmen kann. Die Eltern müssen über die Warnzeichen, wie das Wiederauftreten von Ödemen, informiert sein und den Urin des Kindes regelmäßig überwachen, um einen frühen Rückfall zu erkennen. Eine salzarme Diät wird im Allgemeinen empfohlen, um die Ödeme zu begrenzen, und eine strenge Überwachung des Wasser- und Elektrolythaushalts ist unerlässlich, da diese Kinder leicht hypo- oder hypervolämisch werden können.

Akute Niereninsuffizienz bei Kindern: ein medizinischer Notfall

Akutes Nierenversagen (ANI) bei Kindern ist eine Erkrankung, bei der die Nieren plötzlich aufhören, richtig zu funktionieren, was dazu führt, dass die Nieren nicht mehr in der Lage sind, Abfallstoffe aus dem Blut zu filtern, Elektrolyte zu regulieren und den Wasserhaushalt aufrechtzuerhalten. Im Gegensatz zur chronischen Niereninsuffizienz, die sich über einen längeren Zeitraum entwickelt, ist die AKI ein **medizinischer Notfall**, der schnell eintreten und zu schweren Komplikationen oder sogar zum Tod führen kann, wenn er nicht sofort behandelt wird.

Die Ursachen für akutes Nierenversagen bei Kindern sind vielfältig und können in drei Kategorien eingeteilt werden: **prärenal, renal und postrenal**.

- **Prärenale Ursachen** sind am häufigsten und stehen mit einer verminderten Nierenperfusion in Verbindung, die oft durch schwere Dehydratation, hypovolämischen Schock oder hohen Blutverlust verursacht wird. Bei Kindern ist eine akute Gastroenteritis mit Erbrechen und schwerer Diarrhöe eine häufige Ursache für schwere Dehydrierung, die zu akutem Nierenversagen führt.

- **Zu den renalen** (intrinsischen) **Ursachen** gehören direkte Schädigungen des Nierengewebes, z.B. infolge einer akuten Glomerulonephritis, einer akuten tubulären Nekrose oder eines Toxins. Schwere Infektionen oder bestimmte Autoimmunerkrankungen können ebenfalls zu einer direkten Schädigung der Nieren führen.

- **Postrenale Ursachen** sind das Ergebnis einer Blockade der Harnwege, die den Urinabfluss verhindert. Bei Säuglingen und Kleinkindern kann eine angeborene Fehlbildung des Harntrakts zu dieser Art von Nierenversagen führen.

Die Symptome einer ARI sind in der Regel **Anurie** (kein Urin) oder **Oligurie** (stark verminderte Urinproduktion), verbunden mit einer Flüssigkeitsretention im Körper, die zu Lungenödemen, Bluthochdruck oder Herzproblemen führen kann. Elektrolytstörungen, insbesondere **Hyperkaliämie** (hoher Kaliumspiegel), stellen eine große Gefahr dar, da sie **Herzrhythmusstörungen** verursachen können, die zu einem Herzstillstand führen können. Andere Anzeichen sind Schläfrigkeit, Apathie, Müdigkeit, Übelkeit und Erbrechen.

Die Diagnose des akuten Nierenversagens basiert auf Blut- und Urintests, die einen Anstieg der **Kreatinin-** und **Harnstoffwerte** sowie Elektrolytverschiebungen ergeben. Häufig wird eine Ultraschalluntersuchung der Nieren durchgeführt, um eine Obstruktion oder strukturelle Anomalien festzustellen.

Die Behandlung der AKI hängt von der zugrunde liegenden Ursache ab, zielt aber im Allgemeinen auf die **Wiederherstellung der Nierendurchblutung**, die Korrektur von Elektrolytverschiebungen und die Behandlung akuter Komplikationen ab. Bei Kindern mit akutem prärenalen Nierenversagen aufgrund von Dehydratation ist eine **schnelle Rehydratation** mit intravenösen Lösungen oft wirksam, um die Nierenfunktion wiederherzustellen. Wenn eine schwere Hyperkaliämie vorliegt, sind dringende Maßnahmen zur Senkung des Kaliumspiegels erforderlich, wie die Verabreichung von **Kalziumglukonat**, **Natriumbikarbonat** oder **Ionenaustauscherharzen**.

Bei schwerer Niereninsuffizienz oder wenn die anfänglichen Behandlungen versagen, kann eine **Dialyse** erforderlich sein, um die Nierenfunktion vorübergehend zu ersetzen, bis sich die Nieren wieder erholt haben. Die Peritonealdialyse wird bei kleinen Kindern häufig bevorzugt, da sie weniger invasiv und einfacher durchzuführen ist als die Hämodialyse. Die Behandlung der AKI erfordert eine intensive Überwachung, um Komplikationen vorzubeugen, insbesondere Lungenödeme, Infektionen und Stoffwechselungleichgewichte.

- **Die Rolle der Pflegekraft in der** Kinderstation: Spezielle Betreuung von Kindern und ihren Familien.

Die Betreuung von Kindern mit Nierenerkrankungen und ihren Familien ist ein komplexer und sensibler Prozess, der weit über die medizinische Versorgung hinausgeht. Sie erfordert eine umfassende physische, emotionale und psychologische Betreuung, da diese Krankheiten, seien es chronische Störungen wie das nephrotische Syndrom oder akute Erkrankungen wie akutes Nierenversagen, nicht nur das Kind, sondern auch seine gesamte Familie betreffen. Das Erleben der Krankheit, der Umgang mit schweren Behandlungen wie Dialyse oder Kortikosteroidtherapie und die Ungewissheit über den weiteren Verlauf der Gesundheit des Kindes können für Eltern und Geschwister Stress, Angst und Müdigkeit bedeuten. Die spezifische Begleitung zielt daher darauf ab, in jeder Phase der Krankheit eine angemessene Unterstützung zu bieten, die die individuellen Bedürfnisse des Kindes und seiner familiären Umgebung berücksichtigt.

Psychologische und emotionale Begleitung des Kindes: die Bedeutung des Zuhörens und der Unterstützung

Eine der Prioritäten bei der Betreuung von Kindern mit Nierenerkrankungen ist es, die emotionalen Auswirkungen der Krankheit zu erkennen. Insbesondere kleine Kinder können Schwierigkeiten haben, zu verstehen, was mit ihnen geschieht, und ihre Gefühle auszudrücken. Sie können Angst, Verwirrung oder Wut über die sich wiederholenden Behandlungen und die Ungewissheit über ihren Gesundheitszustand empfinden. Es ist daher wichtig, ein Klima des **Vertrauens zu** schaffen, in dem sich das Kind sicher und zugehörig fühlt.

Aktives Zuhören ist eine Schlüsselkomponente der emotionalen Unterstützung. Das Kind muss sich frei fühlen, seine Sorgen, Schmerzen oder Frustrationen zu äußern, ohne Angst haben zu müssen, verurteilt zu werden. Das Gesundheitspersonal, insbesondere Krankenschwestern und Kinderkrankenschwestern, spielen eine wesentliche Rolle in diesem Dialog, indem sie für die Fragen des Kindes zur Verfügung stehen und einfache, altersgerechte Ausdrücke verwenden, um die Krankheit und die Behandlungen zu erklären. Statt Fachbegriffe wie "Dialyse" oder "Kortikosteroide" zu verwenden, sollten Sie Metaphern verwenden, die das Kind verstehen kann, wie "eine Maschine, die Ihr Blut reinigt" oder "Medikamente, die Ihrem Körper helfen, sich besser zu fühlen".

Ein weiterer Aspekt der Begleitung ist es, dem Kind **zu** helfen, **mit seinen Emotionen umzugehen**. Dialysesitzungen, medizinische Untersuchungen oder häufige Krankenhausaufenthalte können als traumatisch empfunden werden und das Kind kann sich dem, was es durchmacht, hilflos ausgeliefert fühlen. **Entspannungstechniken** wie tiefes Atmen oder positives Visualisieren können den Kindern beigebracht werden, um ihnen zu helfen, mit dem Stress und der Angst, die mit der Behandlung verbunden sind, besser umzugehen. Darüber hinaus kann die **Anwesenheit eines** auf Kinder spezialisierten **Psychologen von** entscheidender Bedeutung sein, insbesondere für ältere Kinder oder Jugendliche, die sich aufgrund ihrer Krankheit ungerecht behandelt oder isoliert fühlen können.

Unterstützung der Familien: wichtige Partner im Behandlungsverlauf

Die Eltern und die Familie des Kindes sind die wichtigsten Akteure im täglichen Umgang mit der Krankheit. Der Schock, wenn sie erfahren, dass ihr Kind an einer schweren Nierenerkrankung leidet, kann für sie verheerend sein. Sie müssen nicht nur mit ihren eigenen Emotionen umgehen, sondern auch die Verantwortung für das Wohlergehen ihres Kindes übernehmen, indem sie die Behandlungen überwachen, sicherstellen, dass Arzttermine eingehalten werden und den Verlauf der Krankheit beobachten. Diese Begleitung erfordert ein hohes Maß an **Belastbarkeit** und ohne entsprechende Unterstützung können sich die Eltern schnell überfordert fühlen.

Es ist wichtig, **den Eltern klare Informationen** über die Krankheit ihres Kindes, ihre Ursachen, die verfügbaren Behandlungen und die langfristigen Optionen zu **geben**. Ein gut informierter Elternteil ist ein Elternteil, der sich eher in der Lage fühlt, die Situation zu kontrollieren und aktiv an den Entscheidungen über die Behandlung teilzunehmen. Ärzte und Pflegepersonal sollten sich die Zeit nehmen, die verschiedenen Behandlungsschritte zu erläutern, Fragen zu beantworten und mögliche Bedenken auszuräumen. Bei einem Kind, das eine Dialyse erhält, ist es beispielsweise wichtig, dass die Eltern nicht nur die Funktionsweise der Maschine verstehen, sondern auch die Warnzeichen, auf die sie achten müssen, wie Symptome einer Infektion oder eines Elektrolytungleichgewichts.

Neben der Information ist die **emotionale Unterstützung der Eltern von** grundlegender Bedeutung. Viele Eltern fühlen sich schuldig oder verantwortlich für die Krankheit ihres Kindes, selbst wenn diese genetisch oder idiopathisch bedingt ist. Sie können sich auch emotional erschöpft fühlen, weil sie zwischen der Pflege des Kindes, ihrer Arbeit und ihren anderen familiären Verpflichtungen jonglieren müssen. Es ist daher wichtig, ihnen einen Raum zu bieten, in dem sie ihre Gefühle ausdrücken können, sei es durch **Selbsthilfegruppen** für Eltern, in denen sie ihre Erfahrungen austauschen und Trost finden können, oder durch individuelle psychologische Beratung.

Die Geschwister des kranken Kindes dürfen nicht vergessen werden. Sie können sich vernachlässigt fühlen oder Eifersucht empfinden, weil ihr Bruder oder ihre Schwester ständig Aufmerksamkeit benötigt. Es ist wichtig, dass sich die Eltern mit Hilfe des Gesundheitspersonals die Zeit nehmen, um allen Geschwistern die Situation zu erklären und sicherzustellen, dass jedes Kind die notwendige emotionale Unterstützung erhält.

Anpassung des täglichen Lebens: Vereinbarkeit von Krankheit und einem Leben als Kind

Trotz der Krankheit ist es wichtig, dass das Kind so weit wie möglich ein normales Leben führen kann. Dies bedeutet, dass ein Gleichgewicht zwischen der Behandlung und den altersgemäßen Aktivitäten wie Spielen, Schule und Freizeit gefunden werden muss. Die Begleitung kranker Kinder muss daher Strategien beinhalten, **die** ihnen helfen, **die medizinische Versorgung mit ihren Bedürfnissen nach Sozialisierung und persönlicher Entwicklung in Einklang zu bringen.**

Für Kinder im Schulalter kann Bildung zu einer Herausforderung werden, wenn sie häufig ins Krankenhaus eingeliefert werden oder sich einer schweren Behandlung unterziehen müssen. Es ist wichtig, geeignete Lösungen zu finden, wie z.B. **Unterricht zu Hause** oder **Schulprogramme im Krankenhaus,** die es dem Kind ermöglichen, trotz der medizinischen Einschränkungen weiter zur Schule zu gehen. Diese Programme sind nicht nur für ihre intellektuelle Entwicklung wichtig, sondern auch für die Aufrechterhaltung einer sozialen Bindung zu ihren Klassenkameraden und die Bewahrung eines Gefühls der Normalität.

Das Kind sollte auch ermutigt werden, **an Aktivitäten teilzunehmen**, die **seinem Gesundheitszustand angepasst** sind, wie sanfter Sport oder kreative Hobbys, um sein geistiges und körperliches Wohlbefinden zu erhalten. Das Spiel ist besonders für jüngere Kinder wichtig, da es ihnen ermöglicht, sich auszudrücken, die Krankheit für einen Moment zu vergessen und ihr Selbstvertrauen zu stärken. Das Pflegepersonal kann spielerische Momente in die Pflege integrieren, indem es z.B. Spiele oder Aktivitäten einsetzt, um das Kind während medizinischer Eingriffe abzulenken.

Vorbereitung auf die Selbständigkeit für Jugendliche: eine Begleitung zur Selbsthilfe

Für Jugendliche mit chronischen Nierenerkrankungen wird der Umgang mit ihrer Krankheit zu einer besonderen Herausforderung, je näher sie dem Erwachsenenalter kommen. Die Adoleszenz ist eine Zeit der **Suche nach Autonomie** und Selbstbehauptung, und Jugendliche können ein wachsendes Bedürfnis verspüren, ihre Behandlung selbst in die Hand zu nehmen. Dies erfordert eine spezielle Betreuung, um ihnen zu helfen, ihre **Krankheit** zu **verstehen,** ihre Behandlung selbständig durchzuführen und sich die sie betreffenden medizinischen Entscheidungen zu eigen zu machen.

Eines der Ziele der Betreuung ist es, den Jugendlichen zu befähigen, **Selbstmanagementfähigkeiten** zu **entwickeln.** Dies beinhaltet Unterricht über die Überwachung ihres Gesundheitszustandes (z.B. wie sie ihr Gewicht oder ihren Blutdruck überwachen können), das Verständnis der Nebenwirkungen von Medikamenten und den Umgang mit der Heimdialyse, falls sie betroffen sind. Das Pflegepersonal kann eine Schlüsselrolle spielen, indem es praktische Ratschläge gibt und die Jugendlichen ermutigt, Fragen zu stellen und sich aktiv an den Arztbesuchen zu beteiligen.

Diese Autonomie muss jedoch von einer starken emotionalen Unterstützung begleitet werden, da die Adoleszenz auch eine Zeit der **Identitätszweifel** und der Fragen über die Zukunft ist. Jugendliche können aufgrund ihrer Krankheit, die ihre Freiheit einschränkt oder sie von Gleichaltrigen unterscheidet, sehr frustriert sein. Eine angemessene psychologische Betreuung kann ihnen helfen, diese Herausforderungen zu bewältigen, ihr Selbstwertgefühl zu stärken und ihren Zustand besser zu akzeptieren.

- **Die psychologischen Auswirkungen der Behandlung auf das Kind** : Spielerische und pädagogische Unterstützung.

Die **spielerische und pädagogische Unterstützung** ist ein zentrales Element bei der Behandlung von Kindern mit chronischen Krankheiten, wie z.B. Nierenerkrankungen. Ziel ist es, eine Pflegeumgebung zu schaffen, in der das Kind seine Krankheit besser verstehen lernt und trotz der medizinischen Einschränkungen Momente der Ablenkung und Entspannung erleben kann. Die spielerische Unterstützung ermöglicht es, oftmals stressige Situationen in positivere Erfahrungen umzuwandeln, während der pädagogische Ansatz darauf abzielt, dem Kind die notwendigen Werkzeuge an die Hand zu geben, um seine Behandlung besser zu verstehen und Fähigkeiten zu entwickeln, die ihm helfen, mit seiner Krankheit gelassener umzugehen. Beide Dimensionen zusammen spielen eine wesentliche Rolle für das allgemeine Wohlbefinden des Kindes.

Das Spiel als Mittel zur Unterstützung und zum Trost

Das **Spiel** ist ein wesentlicher Bestandteil der Entwicklung eines Kindes und eine natürliche Art, mit der Welt um sich herum zu interagieren. Wenn die Krankheit schwere Behandlungen und Krankenhausaufenthalte erforderlich macht, wird das Spiel zu einem starken Mittel, um dem Kind ein Gefühl der Kontrolle und Normalität zurückzugeben. Es schafft Momente der Leichtigkeit in einem oft angstbesetzten Umfeld und hilft dem Kind, sich zu entspannen und der medizinischen Realität zu entfliehen.

In einem medizinischen Umfeld kann das Spiel auch als **emotionale Unterstützung** dienen. Kranke Kinder, insbesondere solche, die sich regelmäßigen oder schmerzhaften Behandlungen wie Dialyse oder Venenpunktionen unterziehen müssen, können bei dem Gedanken an diese Eingriffe Angst oder Furcht entwickeln. Das Spiel als spielerische und immersive Aktivität kann die Aufmerksamkeit des Kindes während der Behandlung ablenken und so den Stress und die wahrgenommenen Schmerzen reduzieren. Beispielsweise kann der Einsatz von interaktiven Videospielen während einer Dialyse das Kind ablenken und es für eine gewisse Zeit den medizinischen Kontext vergessen lassen. Darüber hinaus spielen Krankenhausclowns oder spezielle Animateure eine wichtige Rolle, indem sie Spiel und Humor einsetzen, um Spannungen abzubauen.

Das Spiel hat auch eine sozialisierende Funktion, indem es Kindern im Krankenhaus oder in regelmäßiger Behandlung die Möglichkeit bietet, Kontakte zu anderen jungen Patienten zu knüpfen. Gemeinsame Spielstunden geben dem Kind das Gefühl, weniger isoliert zu sein, andere Kinder in ähnlichen Situationen zu treffen und einen natürlichen und spontanen Raum für Kommunikation zu finden. Dies ist besonders wichtig für Kinder, die aufgrund ihrer Krankheit manchmal vom schulischen oder sozialen Leben abgeschnitten sind. Das Spielen in der Gruppe gibt ihnen ein Gefühl der Zugehörigkeit und Normalität zurück.

Pädagogischer Ansatz: Lernen, die eigene Krankheit zu verstehen

Der pädagogische Ansatz ist ein weiterer grundlegender Aspekt bei der Unterstützung kranker Kinder, insbesondere solcher mit chronischen Erkrankungen wie dem nephrotischen Syndrom oder Nierenversagen. Das Verständnis der Krankheit und der damit verbundenen Behandlungen kann dem Kind helfen, sich kontrollierter zu fühlen, die Situation besser zu akzeptieren und unabhängiger im Umgang mit seiner Gesundheit zu werden. Dieses Verständnis muss jedoch an das Alter des Kindes, seinen Entwicklungsstand und seine Fähigkeit, komplexe Informationen zu verarbeiten, angepasst werden.

Ein effektiver pädagogischer Ansatz beruht auf einer **einfachen und angemessenen Kommunikation**. Das Pflegepersonal, insbesondere Kinderkrankenschwestern und Gesundheitspädagogen, spielen eine entscheidende Rolle, wenn es darum geht, die Krankheit und die Behandlung auf verständliche Weise zu erklären. Bei einem Kind mit Nierenversagen ist es beispielsweise wichtig, ihm zu erklären, warum es eine salz- oder kaliumarme Diät einhalten muss und welche Auswirkungen diese Mineralien auf seinen Körper haben können. Dies kann durch Lernspiele oder visuelle Hilfsmittel wie illustrierte Bücher, Videos oder interaktive Zeichnungen geschehen.

Bildungsworkshops können auch ein effektives Mittel sein, um Kindern zu helfen, sich an ihrer eigenen Gesundheitsversorgung zu beteiligen. In diesen Workshops lernen die Kinder auf spielerische Weise, wie sie ihre Gesundheit überwachen können oder wie sie bestimmte Aspekte ihrer Behandlung, wie die Einnahme von Medikamenten oder die Überwachung der Urinausscheidung, handhaben können. Sie können zum Beispiel lernen, wie man ein Blutdruckmessgerät benutzt, um den Blutdruck zu messen, oder wie man die Ergebnisse eines Urintests interpretiert. Diese Aktivitäten stärken das Selbstvertrauen des Kindes und helfen ihm, die Gründe für seine Behandlung besser zu verstehen.

Bei älteren Kindern und insbesondere bei Jugendlichen sollte der pädagogische Ansatz auf eine **allmähliche Befähigung** ausgerichtet sein. Sie können dazu ermutigt werden, Fragen zu ihrer Krankheit zu stellen, die Nebenwirkungen von Medikamenten zu verstehen und aktiv an Arztbesuchen teilzunehmen. Ihre Einbeziehung in das Management ihrer Gesundheit bereitet sie auf den Übergang ins Erwachsenenalter vor, in dem sie für ihre eigene Gesundheit verantwortlich sein werden. Jugendliche können z.B. an Bildungsprogrammen teilnehmen, die sie in die Grundlagen des Selbstmanagements einführen, wie z.B. die Planung von Arztterminen oder die Verwaltung von Behandlungen zu Hause.

Spielerische Unterstützung als Hebel für das Lernen

Die **spielerische und pädagogische Unterstützung** ist nicht nur dazu gedacht, das Kind getrennt zu unterhalten oder zu erziehen, sondern diese beiden Dimensionen können und sollten sich ergänzen. In der Tat kann das Spiel zu einem starken **Lerninstrument** werden. Beispielsweise können Rollenspiele oder Inszenierungen genutzt werden, um Kinder mit den medizinischen Verfahren vertraut zu machen, denen sie sich unterziehen müssen. Wenn das Kind in die Rolle eines Arztes oder Krankenpflegers schlüpft, kann es besser verstehen, was auf es zukommt und weniger Angst empfinden. Dieser spielerische Ansatz hilft auch, die Angst vor dem Unbekannten zu entschärfen, indem er die Behandlung zugänglicher und weniger einschüchternd macht.

Digitale **Lernspiele** oder interaktive Gesundheitsanwendungen werden ebenfalls immer häufiger eingesetzt, um medizinische Konzepte auf attraktive Weise zu erklären. Diese Werkzeuge ermöglichen es den Kindern, in ihrem eigenen Tempo zu lernen und dabei Spaß zu haben. Sie können z.B. interaktiven Parcours folgen, in denen sie Herausforderungen im Zusammenhang mit dem Umgang mit ihrer Krankheit lösen müssen, wie z.B. richtiges Essen, um ihre Nieren zu pflegen oder daran zu denken, ihre Medikamente einzunehmen. Diese Spiele fördern das Verständnis und die Beteiligung des Kindes an seiner Behandlung und machen das Lernen spielerisch und anregend.

Darüber hinaus kann das Spiel als **Ausdruckskanal** für Emotionen dienen, die das Kind nur schwer verbalisieren kann. Kreative Aktivitäten wie Zeichnen oder Malen können es dem Kind ermöglichen, seine Gefühle und Ängste auf eine Weise darzustellen, die nicht unbedingt verbal sein muss. Therapeutische Spiele, die von Psychologen oder Erziehern geleitet werden, können genutzt werden, um die Gefühle des Kindes in Bezug auf seine Krankheit, wie Wut, Traurigkeit oder Angst, zu erforschen und ihm zu helfen, mit diesen Gefühlen umzugehen.

Einbeziehung der Familien in die spielerische und pädagogische Unterstützung

Die spielerische und pädagogische Unterstützung betrifft nicht nur die Pflegekräfte und Erzieher, sondern auch die Familien, die eine grundlegende Rolle bei der täglichen Begleitung des kranken Kindes spielen. Eltern und Geschwister sollten in diese Aktivitäten einbezogen werden, nicht nur um die Familienbindung zu stärken, sondern auch um die Herausforderungen, die das Kind durchmacht, besser zu verstehen und ihm zu helfen, diese zu bewältigen.

Familienworkshops, bei denen Eltern und Kinder gemeinsam an spielerischen und erzieherischen Aktivitäten teilnehmen, können die Fähigkeiten der Eltern im Umgang mit der Krankheit stärken. Zum Beispiel können Kochworkshops Eltern und Kindern beibringen, gemeinsam Gerichte zu kochen, die für die Nierendiät des Kindes geeignet sind, und dabei die Erfahrung angenehm und gemeinschaftlich gestalten. Ebenso können gesundheitsbezogene Lernspiele in der Familie eingesetzt werden, um das Bewusstsein für die Behandlung des Kindes zu schärfen.

Die Einbeziehung der Familie in diese Aktivitäten kann auch dazu beitragen, **die Isolation zu verringern, die** das Kind empfinden kann. Wenn ein Kind krank ist, kann es sich anders als seine Geschwister oder Freunde fühlen, und diese Differenz kann sich noch verstärken, wenn es durch die Pflege oder Behandlung vom Rest der Familie getrennt wird. Gemeinsame Spiel- und Lernaktivitäten helfen, die Bindungen zu stärken und Momente der Freude und Verbundenheit zu schaffen, selbst in einem schwierigen medizinischen Umfeld.

Kapitel 14

Palliativmedizin in der Nephrologie

- **Endgültige Niereninsuffizienz und das Lebensende**: Begleitung eines Patienten in der nephrologischen Palliativpflege.

Die Begleitung eines **palliativmedizinischen** Patienten in der **Nephrologie** ist ein zutiefst menschlicher Prozess, der von einem ganzheitlichen Ansatz geprägt ist, der nicht nur das körperliche Leiden, sondern auch die psychologischen, sozialen und spirituellen Dimensionen der Erfahrung des Patienten berücksichtigt. Bei chronischen Nierenerkrankungen im Endstadium zielt die Palliativmedizin darauf ab, die Lebensqualität des Patienten zu verbessern, wenn die kurative Behandlung nicht mehr wirksam oder angemessen ist, sowie die Symptome zu lindern und gleichzeitig die Würde des Patienten zu respektieren. Die Begleitung in der nephrologischen Palliativpflege umfasst einen multidisziplinären Ansatz, ein offenes Ohr und eine kontinuierliche Präsenz bei dem Patienten und seiner Familie.

Verstehen Sie die Besonderheit der nephrologischen Palliativmedizin

Im nephrologischen Kontext wird die Palliativmedizin häufig eingeleitet, wenn sich die chronische Nierenerkrankung in eine terminale Phase entwickelt und therapeutische Optionen wie Dialyse oder Transplantation nicht mehr erwünscht oder möglich sind. Diese Phase der Krankheit ist durch eine fortschreitende Verschlechterung der Nierenfunktion gekennzeichnet, die mit Komplikationen wie Herzversagen, Elektrolytstörungen, Hyperkaliämie und tiefer Müdigkeit einhergeht. Die Behandlung konzentriert sich dann nicht mehr auf die Heilung, sondern auf die Linderung der **Symptome** und die Bewältigung der damit verbundenen **Schmerzen** und **Unannehmlichkeiten**.

Die erste Herausforderung der palliativen Versorgung in der Nephrologie besteht darin, die **Komplexität der Symptomatik** zu berücksichtigen. Die Patienten können unter chronischen Schmerzen, Verdauungsstörungen (wie Übelkeit und Erbrechen), starkem Juckreiz (urämischer Pruritus), Ödemen, Atembeschwerden und behindernder Müdigkeit leiden. Die Symptomkontrolle muss im Mittelpunkt der Betreuung stehen, wobei der Schmerzbehandlung mit **geeigneten Schmerzmitteln** besondere Aufmerksamkeit **gewidmet** werden muss, wobei die Anfälligkeit der Niere zu berücksichtigen ist. Die Medikamente müssen sorgfältig ausgewählt werden, um eine Verschlimmerung der Niereninsuffizienz zu vermeiden, was die pharmakologische Behandlung schwieriger macht.

Ein multidisziplinärer und individueller Ansatz

Palliativmedizin erfordert einen **multidisziplinären Ansatz**, bei dem verschiedene Gesundheitsberufe zusammenarbeiten, um die Lebensqualität des Patienten mit ihrem jeweiligen Fachwissen zu verbessern. Das Behandlungsteam umfasst Nephrologen, spezialisierte Krankenschwestern, Pfleger, Psychologen, Diätassistenten, Sozialarbeiter und manchmal auch Seelsorger. Jedes Teammitglied hat eine spezifische Rolle zu spielen, aber alle arbeiten zusammen, um sicherzustellen, dass der Patient in seiner Gesamtheit betreut wird.

Die **Rolle des Nephrologen** in der Palliativmedizin besteht darin, den Krankheitsverlauf zu überwachen, die Behandlung anzupassen, um die Symptome zu kontrollieren und gleichzeitig unnötige Eingriffe zu vermeiden, und dem Patienten und seiner Familie zu helfen, eine informierte Entscheidung über die Optionen am Lebensende zu treffen. In fortgeschrittenen Stadien der Niereninsuffizienz kann z.B. entschieden werden, die Dialyse zu beenden, wenn sie nicht mehr zur Verbesserung der Lebensqualität beiträgt, und die Pflege auf den Komfort zu konzentrieren.

Krankenschwestern und Pfleger spielen eine entscheidende Rolle bei der täglichen Betreuung des Patienten. Sie sind oft die ersten, die neue Symptome erkennen oder die Wirksamkeit von Schmerzbehandlungen beurteilen. Ihre regelmäßige Anwesenheit beim Patienten schafft eine Vertrauensbasis, die für die emotionale Unterstützung von entscheidender Bedeutung ist. Sie stellen sicher, dass der Patient bequem liegt, Zugang zur Grundversorgung hat (Körperpflege, Flüssigkeitszufuhr, angemessene Ernährung) und achten auf Anzeichen von Stress oder einer Verschlechterung des Allgemeinzustands.

Die palliativmedizinische Begleitung muss auf die Bedürfnisse und Wünsche des Patienten **zugeschnitten** sein. Dies beinhaltet nicht nur die Linderung der körperlichen Symptome, sondern auch die Berücksichtigung der **persönlichen Wünsche und Vorlieben** des Patienten in Bezug auf das Lebensende. Manche Patienten äußern spezifische Wünsche, wie den Wunsch, zu Hause zu bleiben, bestimmte medizinische Eingriffe zu begrenzen oder spirituelle Unterstützung zu erhalten. Die Respektierung dieser Wünsche ist von grundlegender Bedeutung, um sicherzustellen, dass die Palliativversorgung auf die Individualität jedes einzelnen Patienten zugeschnitten ist.

Begleitung der emotionalen und psychologischen Dimension

Eine der wichtigsten Dimensionen der palliativmedizinischen Begleitung ist der **Umgang mit Emotionen**. Patienten am Lebensende durchlaufen oft Phasen der **Angst, der Traurigkeit, der Wut oder der Resignation** angesichts der Krankheit. Die Ankündigung des Endes der Heilbehandlungen kann einen Schock auslösen, und der Patient muss sanft und wohlwollend begleitet werden, um diese neue Realität zu begreifen. Zuhören ist hierbei von entscheidender Bedeutung. Sowohl das Pflegepersonal als auch die Angehörigen müssen in der Lage sein, präsent zu sein, ohne sich aufzudrängen, und es dem Patienten ermöglichen, seine Ängste oder sein Bedauern zu verbalisieren, ohne seine Gefühle zu verharmlosen.

Die **Angst vor Schmerzen** und Leiden ist oft eine der Hauptursachen für Angst bei Patienten am Lebensende. Es ist daher wichtig, dem Patienten deutlich zu machen, dass es Lösungen zur Schmerzkontrolle gibt und dass das Pflegeteam alles tun wird, um sein Wohlbefinden zu gewährleisten. Diese Zusicherung trägt dazu bei, die Angst zu lindern und eine ruhigere Umgebung zu fördern.

Darüber hinaus ist die **psychologische Unterstützung** von grundlegender Bedeutung. Psychologen in der Palliativmedizin helfen den Patienten, mit der Krankheit umzugehen, ihre Gefühle auszudrücken und die vorweggenommene Trauer um ihr eigenes Leben zu bewältigen. Manche Patienten wünschen auch eine spirituelle Begleitung, sei es durch religiöse Berater oder einfach durch Gespräche über den Sinn des Lebens, den Tod und die Zeit danach. Es ist ein wesentlicher Bestandteil der Begleitung, den Glauben und die spirituellen Werte des Patienten zu respektieren, ohne zu urteilen.

Begleitung der Familien: Vorausschauende Trauer und emotionale Unterstützung

Auch die **Familien** von nephrologischen Palliativpatienten machen eine schwierige Zeit durch, die von **vorweggenommener Trauer**, der Angst vor dem Leiden des Angehörigen und der Furcht vor dem Unbekannten geprägt ist. Die Unterstützung der Familien ist ein integraler Bestandteil der Palliativversorgung, da ihr emotionales Wohlbefinden einen direkten Einfluss auf die Lebensqualität des Patienten hat. Die Angehörigen müssen dabei unterstützt werden, die Krankheit und die Phasen des Sterbens zu verstehen und die Unausweichlichkeit des Todes zu akzeptieren.

Die **emotionale Unterstützung** der Familien kann auf unterschiedliche Weise erfolgen. Das Pflegepersonal sollte zur Verfügung stehen, um Fragen zu beantworten, klare und transparente Informationen zu liefern und den Familien einen Raum zum Zuhören zu bieten, damit sie ihre Ängste und ihren Kummer ausdrücken können. Selbsthilfegruppen, Konsultationen mit Psychologen oder auch informelle Gespräche mit dem Pflegeteam können helfen, die emotionale Last, die die Familien tragen, zu erleichtern.

Das Pflegepersonal muss auch dafür sorgen, dass die Familien mit der **täglichen Pflege** nicht überfordert sind, insbesondere wenn der Patient zu Hause **gepflegt** wird. Pflegekräfte oder häusliche Pflegedienste können angefordert werden, um die Angehörigen zu entlasten, damit sie sich auf ihre Rolle als emotionale Stütze konzentrieren können. Die Entlastung von körperlichen und geistigen Belastungen ermöglicht es den Angehörigen, Qualitätszeit mit ihren Familienmitgliedern zu verbringen, was in dieser Lebensphase von entscheidender Bedeutung ist.

Achtung der Würde und des Willens des Patienten am Lebensende

Eines der Grundprinzipien der Palliativmedizin ist die **Achtung der Würde** des Patienten. Es ist von entscheidender Bedeutung, die Autonomie und die Fähigkeit des Patienten, Entscheidungen über sein Lebensende zu treffen, so weit wie möglich zu erhalten. Dazu gehört auch, dass der Wille des Patienten respektiert wird, den er in einer **Patientenverfügung** oder in Gesprächen mit dem Pflegepersonal und der Familie geäußert hat. Der Patient muss vollständig über die ihm zur Verfügung stehenden Optionen informiert werden und muss die Möglichkeit haben, seine Präferenzen bezüglich der Behandlung, der Komfortpflege und der Umstände seines Todes zu äußern.

Die **Achtung der Würde** hängt auch von der Art und Weise ab, wie der Patient täglich gepflegt wird. Die Aufrechterhaltung der Körperhygiene, die Pflege des Aussehens, die Achtung der Intimsphäre und die Gewährleistung, dass der Patient bequem sitzt, tragen alle zu diesem Gefühl der Würde bei. Selbst am Ende seines Lebens muss sich der Patient in seiner Individualität geschätzt und respektiert fühlen können.

- **Die Bedeutung der Lebensqualität**: Linderung der Symptome, Komfort in den letzten Momenten.

Die Linderung von Symptomen und die Schaffung von Komfort in der letzten Lebensphase stehen im Mittelpunkt des palliativen Ansatzes, bei dem es nicht mehr um die Heilung der Krankheit geht, sondern um die Gewährleistung eines möglichst ruhigen und friedlichen Lebensendes. In diesem Zusammenhang beschränkt sich die Pflege nicht nur auf die Behandlung körperlicher Schmerzen, sondern umfasst auch eine umfassende Unterstützung, um dem Patienten trotz fortschreitender Krankheit eine optimale **Lebensqualität** zu bieten. Dieser Ansatz beinhaltet nicht nur eine strenge Kontrolle der Symptome, sondern auch eine menschliche und fürsorgliche Begleitung, die die Würde und den Willen des Patienten respektiert.

Linderung der körperlichen Symptome: ein vorrangiges Ziel

Einer der wichtigsten Aspekte der Palliativmedizin ist die **Linderung der körperlichen Symptome**, die kurz vor dem Lebensende intensiv und behindernd werden können. Patienten mit fortgeschrittenen chronischen Erkrankungen wie terminaler Niereninsuffizienz können mit einer Vielzahl von Symptomen konfrontiert sein: **chronische Schmerzen**, **Atembeschwerden**, **Übelkeit**, **extreme Müdigkeit** oder **Verdauungsstörungen**. Jedes dieser Symptome muss individuell behandelt werden, um eine maximale Linderung zu gewährleisten.

In der Palliativmedizin steht die **Schmerzbehandlung** oft im Mittelpunkt. Es ist von entscheidender Bedeutung, sicherzustellen, dass der Patient nicht unnötig leidet. Schmerzen können mit Medikamenten gelindert werden, die von einfachen Analgetika (wie Paracetamol) bis hin zu stärkeren Opioiden (wie Morphin) reichen, je nach Schwere und Art des Schmerzes. Die Dosisanpassung muss fein abgestimmt sein, um eine wirksame Linderung zu erreichen, ohne übermäßige Nebenwirkungen wie Schläfrigkeit oder Verwirrung zu verursachen. Das Pflegepersonal muss dem Patienten zuhören, die Behandlung an den Verlauf der

Schmerzen anpassen und schnell auf jede Verschlechterung der Symptome reagieren.

Neben den Schmerzen können die Patienten auch an **Atemwegssymptomen** wie Kurzatmigkeit (Dyspnoe) leiden, die sehr beängstigend sein können. Um das Gefühl der Luftnot zu lindern, können Behandlungen wie Sauerstofftherapie, Medikamente, die das Gefühl der Kurzatmigkeit reduzieren (wie Anxiolytika), und Lagerungstechniken zur Erleichterung der Atmung eingesetzt werden. In manchen Fällen können einfache Anpassungen der Umgebung, wie das Öffnen eines Fensters oder der Einsatz eines Ventilators, den Komfort beim Atmen erheblich verbessern.

Gastrointestinale Symptome wie Übelkeit, Erbrechen oder Verstopfung sind ebenfalls häufig bei Patienten im Endstadium, insbesondere bei Patienten, die mit Opioiden behandelt werden. Das Pflegepersonal muss auf diese Nebenwirkungen achten und spezifische Behandlungen durchführen, wie z.B. Antiemetika gegen Übelkeit oder Abführmittel zur Vermeidung von Verstopfung. Jedes noch so klein erscheinende Symptom muss beachtet werden, da es zu einer Quelle erheblichen Leidens werden kann, wenn es nicht umgehend behandelt wird.

Der **urämische Pruritus**, der häufig bei Patienten mit terminaler Niereninsuffizienz auftritt, ist ein starker Juckreiz, der durch die Ansammlung von Giftstoffen im Körper verursacht wird. Dieses Symptom kann äußerst unangenehm sein und den Schlaf und die Lebensqualität beeinträchtigen. Spezielle Behandlungen, wie beruhigende Cremes, Antihistaminika oder sogar häufigere Dialysen, können das Symptom reduzieren.

Komfort bieten: Aufmerksamkeit bis ins kleinste Detail

Eine der Grundlagen der Palliativmedizin ist es, dem Patienten in seiner letzten Lebensphase **ein Höchstmaß an Komfort zu bieten**, indem sichergestellt wird, dass er körperlich gut aufgehoben ist und sich emotional sicher fühlt. Dies geschieht durch eine Vielzahl von kleinen Maßnahmen und Aufmerksamkeiten, die in ihrer Kombination dazu beitragen, eine beruhigende Umgebung zu schaffen.

Die **Positionierung des Patienten** ist ein Schlüsselelement. Eine Person, die lange Zeit bettlägerig ist, kann schnell Schmerzen oder Unbehagen aufgrund der Immobilität entwickeln. Das Pflegepersonal muss den Patienten regelmäßig neu positionieren, um das Auftreten von Druckgeschwüren zu vermeiden und Druckstellen zu entlasten. Die Verwendung von **geeigneten Kissen** und Anti-Dekubitus-Matratzen kann ebenfalls helfen, diese Schmerzen zu vermeiden. Manchmal kann eine einfache Änderung der Position (z.B. das Bett etwas höher stellen oder ein Kissen unter die Beine legen) den Komfort des Patienten erheblich verbessern.

Auch die **Körperhygiene** ist für das Wohlbefinden des Patienten von entscheidender Bedeutung. Obwohl manche unheilbar kranke Menschen zu schwach sind, um sich selbst zu waschen, kann das Pflegepersonal ihnen eine angemessene Körperpflege anbieten, die nicht nur für das körperliche Wohlbefinden wichtig ist, sondern auch die Würde des Patienten bewahrt. Die Verwendung von feuchten Tüchern, milden Produkten und die Pflege des Aussehens (wie das Bürsten der Haare oder das Eincremen der Haut mit Feuchtigkeit) können ein Gefühl der Frische und des Wohlbefindens vermitteln, selbst wenn sich der Gesundheitszustand verschlechtert.

Auch die **Flüssigkeitszufuhr und die Ernährung** müssen dem Zustand des Patienten angepasst werden. Wenn der Appetit nachlässt oder das Schlucken schwierig wird, ist es wichtig, die Bedürfnisse des Patienten zu respektieren, ohne ihn zum Essen oder Trinken zu zwingen. Es können Lösungen wie kleine, leicht zu schluckende Bissen, angedickte Flüssigkeiten oder sogar eine künstliche Ernährung in Betracht gezogen werden, wenn der Patient und die Familie dies wünschen. Wichtig ist, dass die

Grenzen des Patienten respektiert werden und zusätzliche Unannehmlichkeiten vermieden werden.

Emotionaler Komfort: eine wohlwollende Präsenz bieten

Emotionaler Komfort ist ebenso wichtig wie physischer Komfort und entscheidet oft darüber, ob die letzten Momente des Lebens in Ruhe verbracht werden können. Das Lebensende kann eine Zeit großer **Angst** für den Patienten sein, der sich oft verletzlich und mit tiefen Ängsten konfrontiert fühlt, wie z.B. vor Schmerzen, Leiden oder dem Tod selbst. Eine **konstante** und wohlwollende **menschliche Präsenz** ist unerlässlich, um diese Ängste zu lindern.

Einer der wichtigsten Aspekte der Begleitung ist das **aktive Zuhören**. Es geht darum, für den Patienten da zu sein, ihm zuzuhören, ohne zu urteilen oder seine Ängste herunterzuspielen, und ihm einen Raum zu bieten, in dem er seine Ängste, sein Bedauern oder seine Wünsche zum Ausdruck bringen kann. Oftmals ist es nicht notwendig, vorgefertigte Antworten zu haben. Allein die Tatsache, dass man da ist, die Hand des Patienten hält oder ihm ein beruhigendes Wort anbietet, reicht aus, um ein Klima der emotionalen Sicherheit zu schaffen. Diese wohlwollende Präsenz ist auch für die Angehörigen wichtig, die sich angesichts des bevorstehenden Todes eines geliebten Menschen ebenfalls hilflos fühlen können.

Manche Menschen finden Trost in der **Spiritualität** oder **Religion**, und es ist wichtig, die Überzeugungen des Patienten zu respektieren und ihm zu ermöglichen, seine letzten Momente in Übereinstimmung mit seinen Überzeugungen zu verbringen. Dies kann durch die Anwesenheit eines Seelsorgers, die Durchführung religiöser Rituale oder einfach durch Gespräche über den Sinn des Lebens und des Todes geschehen. Es ist wichtig, dass die Pflegekräfte einen offenen und nicht-direktiven Ansatz verfolgen, der es dem Patienten überlässt, wie er diese Momente erleben möchte.

Die Unterstützung der Angehörigen: ein wesentlicher Bestandteil der letzten Momente

Neben der Begleitung des Patienten umfasst die **Palliativmedizin** auch die **Unterstützung der Familien**. Für die Angehörigen können die letzten Momente des Lebens besonders belastend sein. Sie sind mit dem Schmerz des Verlustes eines geliebten Menschen konfrontiert, mit der Angst, ihn leiden zu sehen, und oft mit einem Gefühl der Hilflosigkeit. Die Rolle des Pflegepersonals besteht nicht nur darin, den Patienten zu begleiten, sondern auch **die Familien zu unterstützen**, indem es ihnen hilft, die verschiedenen Phasen des Lebensendes zu verstehen, sie darüber informiert, was sie erwarten können und ihnen einen Raum bietet, um ihre Gefühle auszudrücken.

Es ist wichtig, die Angehörigen in die Pflege einzubeziehen, wenn sie dies wünschen. Sie können gebeten werden, sich an einfachen Handlungen zu beteiligen, wie z.B. die Hand des Patienten zu halten, mit ihm zu sprechen oder ihm zu helfen, sich wieder aufzurichten. Diese gemeinsamen Momente ermöglichen es, eine starke **emotionale Bindung** aufrechtzuerhalten und den letzten Augenblicken einen Sinn zu geben. Das Pflegepersonal muss den Familien auch psychologische Unterstützung anbieten, indem es auf ihre Ängste und Fragen eingeht und ihnen hilft, das Lebensende ihres Angehörigen zu akzeptieren.

- **Trauerbegleitung für Angehörige**: Wie Familien in dieser heiklen Phase unterstützt werden können.

Die Unterstützung der Familien in der heiklen Phase der Palliativpflege eines Angehörigen ist ein wesentlicher Bestandteil der Sterbebegleitung. Sowohl die Familien als auch der Patient durchlaufen eine Zeit tiefer emotionaler und psychologischer Erschütterung. Sie sind mit dem Schmerz des drohenden Verlustes, der Ungewissheit über den Verlauf der Krankheit und der Belastung durch die Entscheidungen über die Pflege konfrontiert. Die Unterstützung muss sowohl praktisch als auch emotional und psychologisch sein und die individuellen Bedürfnisse der Familienmitglieder berücksichtigen, die auf diese Situation unterschiedlich reagieren können.

Wohlwollendes und einfühlsames Zuhören anbieten

Die Unterstützung der Familien beginnt mit einem **aktiven und wohlwollenden Zuhören**. Angesichts des Leidens eines geliebten Menschen erleben die Familien oft eine komplexe Mischung von Emotionen: Trauer, Angst, Frustration, manchmal sogar Wut oder Schuldgefühle. Es ist wichtig, einen Raum zu schaffen, in dem sie ihre Gefühle **frei äußern** können, ohne Angst vor Verurteilung haben zu müssen. Das Pflegepersonal, insbesondere Krankenschwestern, Pfleger, Psychologen und Ärzte, müssen verfügbar sein, um Fragen zu beantworten, Bedenken anzuhören und klare und beruhigende Erklärungen über den Zustand des Patienten und den Verlauf der Pflege anzubieten.

Dieses Zuhören sollte von **Einfühlungsvermögen** geprägt sein, in der Erkenntnis, dass jedes Familienmitglied den Prozess der vorweggenommenen Trauer auf einzigartige Weise erlebt. Einige möchten vielleicht ausführlich über ihre Gefühle sprechen, während andere sich zurückziehen oder Momente der Stille benötigen. Die Rolle des **Pflegepersonals** besteht darin, **sich auf jede Situation einzustellen**, ohne das Wort zu erzwingen, sondern präsent und offen zu bleiben, wann immer das Bedürfnis nach Kommunikation besteht.

Bereitstellung klarer und angemessener Informationen

Eine der größten Belastungen für die Familien in dieser heiklen Phase ist die **Ungewissheit** über die Entwicklung des Gesundheitszustandes des Patienten. Die Familien können sich angesichts der Symptome, der Behandlungen und des fortschreitenden Verfalls ihres Angehörigen verloren oder hilflos fühlen. Daher ist es wichtig, **klare** und verständliche

Informationen bereitzustellen, die dem medizinischen Wissensstand der Angehörigen entsprechen. Das Pflegepersonal sollte in einfachen Worten erklären, was die Familie in den nächsten Tagen oder Wochen erwarten kann, indem es die Anzeichen des Krankheitsverlaufs, die verfügbaren Pflegeoptionen und die Maßnahmen zur Gewährleistung des Komforts des Patienten beschreibt.

Diese Transparenz hilft, **die Angst** der Familien **zu verringern**, indem sie ihnen ermöglicht, die bevorstehenden Schritte besser zu antizipieren. Wenn beispielsweise erklärt wird, warum bestimmte Medikamente verabreicht werden, wie mit Schmerzen umgegangen wird oder was bestimmte körperliche Anzeichen (wie Veränderungen der Atmung oder erhöhte Schläfrigkeit) bedeuten, können sich die Familien emotional vorbereiten und falsche oder angstauslösende Interpretationen vermeiden.

Hilfe bei der Entscheidungsfindung: Unterstützung bei schwierigen Entscheidungen

Familien müssen am Lebensende oft **schwierige Entscheidungen** treffen, insbesondere wenn es darum geht, ob bestimmte Behandlungen fortgesetzt werden sollen oder ob man sich nur auf die Komfortpflege konzentrieren soll. Diese Entscheidungen können Ängste und Schuldgefühle auslösen, da die Angehörigen das Gefühl haben können, den Patienten zu "verraten", wenn sie eine aktive Behandlung abbrechen, oder Angst davor haben, eine Entscheidung zu treffen, die sie nicht vollständig verstehen.

Die Rolle des Pflegepersonals besteht darin, die **Familien** bei diesen Entscheidungen zu begleiten, indem es ihnen mitfühlend und klar die verschiedenen verfügbaren Optionen, ihre Auswirkungen und die zu erwartenden Ergebnisse erklärt. Den Familien sollte versichert werden, dass die Entscheidung für eine palliativmedizinische Versorgung oder die Einschränkung medizinischer Maßnahmen nicht bedeutet, "aufzugeben", sondern vielmehr die Wünsche des Patienten zu respektieren und sein Wohlbefinden zu maximieren. Indem sie sich die Zeit nehmen, die Patientenverfügung, sofern vorhanden, zu besprechen und einen offenen Dialog innerhalb der Familie zu fördern, tragen die Pflegekräfte dazu bei, die Last der Entscheidungen zu erleichtern.

Ermutigung zur Teilnahme an der Pflege und an gemeinsamen Momenten

Die aktive Teilnahme an der Pflege eines Angehörigen am Lebensende kann eine Möglichkeit für Familien sein, **engagiert** zu bleiben und eine starke Bindung zu dem Patienten aufrechtzuerhalten. Einige Familienmitglieder können Trost darin finden, sich an alltäglichen Handlungen zu beteiligen, wie z.B. ein Glas Wasser zu reichen, die Hand zu halten oder einfach nur bei der Pflege anwesend zu sein. Das Pflegepersonal kann diese Beteiligung fördern, muss aber darauf achten, dass sie nicht zu einer zu großen Belastung für die Familie wird. Es ist wichtig, ihnen bei Bedarf eine **Pause** zu gönnen und sie daran zu erinnern, dass sie diese Verantwortung nicht allein tragen müssen.

Darüber hinaus ist es von entscheidender Bedeutung, **Momente** des **Austauschs** zwischen dem Patienten und seiner Familie **zu** schaffen. Dies können einfache Momente sein, wie ein Buch zu lesen, gemeinsam Musik zu hören, Fotos anzuschauen oder einfach nur in Stille anwesend zu sein. Diese Momente stärken die emotionale Bindung und ermöglichen es den Familien, auch in der Endphase des Lebens bedeutsame Erinnerungen mit ihren Angehörigen zu schaffen. Die Unterstützung des Pflegepersonals, das dafür sorgt, dass diese Momente unter optimalen Bedingungen stattfinden (z.B. indem es dafür sorgt, dass der Patient bequem liegt und die Schmerzen gut kontrolliert werden), ist von entscheidender Bedeutung.

Psychologische Unterstützung anbieten: Begleitung der vorweggenommenen Trauer

Antizipierte Trauer ist eine Realität für Familien, in denen ein Angehöriger am Lebensende steht. Dies kann zu einer komplexen

Mischung von Emotionen führen, die von Trauer und Wut über Schuldgefühle bis hin zu Erleichterung reichen können, wenn das Leiden des Patienten ein Ende hat. **Psychologische Unterstützung** ist unerlässlich, um den Familien zu helfen, durch diese Emotionen zu navigieren und Wege zu finden, sie auszudrücken und zu verstehen.

Psychologen und Palliativberater können **Einzel- oder Familiengespräche** anbieten, die dabei helfen, Emotionen zu verbalisieren, Trauer zu antizipieren und Wege zu finden, den Patienten zu unterstützen, während sie sich um ihr eigenes Wohlergehen kümmern. Selbsthilfegruppen, in denen Familien andere Menschen in einer ähnlichen Situation treffen können, bieten ebenfalls einen Raum für Austausch und gegenseitiges Verständnis und helfen, die Isolation zu durchbrechen, die manche Angehörige empfinden können.

Sicherstellung der kontinuierlichen Unterstützung nach dem Tod

Die Unterstützung der Familien endet nicht mit dem Tod des Patienten. Die Zeit nach dem Verlust kann besonders schwierig sein, und die Familien haben möglicherweise ein starkes Bedürfnis nach **Trauerbegleitung**. Die Palliativteams können mit den Angehörigen in Kontakt bleiben, ihnen Ressourcen zur Trauerbewältigung anbieten (z.B. Beratung durch Psychologen, Gesprächsgruppen oder Trauerbegleiter) und sie an **geeignete Unterstützungsdienste** verweisen.

Es ist wichtig anzuerkennen, dass jedes Familienmitglied die Trauer auf unterschiedliche Weise erlebt, einige können tiefe Traurigkeit empfinden, andere Erleichterung und manchmal eine Mischung aus beidem. Das Pflegepersonal muss darauf achten, diese Reaktionen nicht herunterzuspielen und einen Raum zu bieten, in dem jede Emotion mit Respekt und Wohlwollen aufgenommen wird.

222

Kapitel 15

Umwelt und Risikomanagement in der nephrologischen Abteilung

- **Hygiene und Infektionsprävention in der Nephrologie**: Besondere Vorsichtsmaßnahmen für Dialysepatienten und immungeschwächte Patienten.

Dialysepatienten und immunsupprimierte Patienten sind aufgrund ihres fragilen Gesundheitszustands und der Behandlungen, die sie erhalten, **besonders gefährdet**. Für diese Patienten müssen besondere Vorsichtsmaßnahmen getroffen werden, um Infektionen zu verhindern, Komplikationen im Zusammenhang mit der medizinischen Versorgung zu minimieren und eine sichere Pflegeumgebung zu gewährleisten. Die Risiken sind für beide Kategorien von Patienten erhöht, weil ihre Immunabwehr unterdrückt oder beeinträchtigt ist oder weil sie regelmäßig invasive Verfahren wie die Dialyse benötigen. Wenn Sie diese Vorsichtsmaßnahmen verstehen und anwenden, können Sie das Risiko schwerer Komplikationen verringern und diese gefährdeten Patienten am besten schützen.

Infektionsverhütung: eine zentrale Herausforderung

Dialysepatienten und **immunsupprimierte** Patienten haben ein erhöhtes Risiko für Infektionen, seien sie bakteriellen, viralen oder pilzlichen Ursprungs. Dialysepatienten, insbesondere solche mit einer arteriovenösen Fistel oder einem Zentralkatheter, sind einem Risiko von Infektionen ausgesetzt, die mit vaskulären Zugangsvorrichtungen verbunden sind. Ebenso haben immunsupprimierte Patienten, sei es aufgrund einer immunsuppressiven Behandlung (wie nach einer Transplantation) oder einer Autoimmunerkrankung, eine verminderte Fähigkeit, Krankheitserreger zu bekämpfen, was sie für schwere und oft schwer zu behandelnde Infektionen anfällig macht.

Strenge Hygiene der Hände und des medizinischen Materials

Die erste Verteidigungslinie gegen Infektionen ist eine **gründliche Handhygiene**, sowohl für das Pflegepersonal als auch für Patienten und Angehörige. Das Waschen der Hände mit Wasser und Seife oder die Verwendung einer hydroalkoholischen Lösung vor und nach jedem Kontakt mit dem Patienten oder medizinischen Geräten ist entscheidend, um die Übertragung von Keimen zu verhindern. Dies ist besonders wichtig während der Dialyse, wo das Infektionsrisiko aufgrund der regelmäßigen Manipulationen an der Fistel oder dem Katheter hoch ist.

Was **medizinische Geräte** betrifft, so muss jedes Gerät vor der Verwendung bei einem immunsupprimierten oder dialysepflichtigen Patienten gründlich desinfiziert oder sterilisiert werden. Das Pflegepersonal muss sich an strenge Desinfektionsprotokolle halten, um eine Kreuzkontamination zu vermeiden. Im Falle von Dialysekathetern oder Venenleitungen sind **aseptische** Handhabungstechniken unerlässlich, um eine Infektion der Einstichstelle zu verhindern, die sich zu schweren Infektionen wie Sepsis entwickeln kann.

Impfungen und Prophylaxe

Immunsupprimierte Patienten oder Dialysepatienten sollten einen **erhöhten Impfschutz** erhalten, da sie anfälliger für schwere Infektionen wie Grippe, Pneumokokkeninfektionen oder Hepatitis B sind. Die Grippeimpfung wird jedes Jahr empfohlen, ebenso wie die Impfung gegen Pneumokokken, die vor potenziell tödlichen Atemwegsinfektionen schützt. Darüber hinaus ist bei Dialysepatienten die Impfung gegen Hepatitis B besonders wichtig, da sie bei der Pflege einem Infektionsrisiko ausgesetzt sein können.

Zusätzlich zu den Impfungen können **prophylaktische Maßnahmen** ergriffen werden, insbesondere um Pilz- oder bakterielle Infektionen bei Patienten zu verhindern, die nach einer Transplantation Immunsuppressiva einnehmen. Diese vorbeugenden Behandlungen, wie Antibiotika oder Antimykotika, verringern das Infektionsrisiko in einer Zeit, in der die Immunabwehr stark geschwächt ist.

Zusätzliche Vorsichtsmaßnahmen während einer Epidemie

In Zeiten von **Epidemien**, wie der Grippe oder COVID-19, müssen immunsupprimierte oder Dialysepatienten noch besser geschützt werden. Dies beinhaltet die Einschränkung von Besuchen, die systematische Verwendung von **persönlicher Schutzausrüstung**)wie Masken) und die Isolierung von Patienten, die Symptome einer Infektion aufweisen. Dialysezentren müssen **strenge Triageprotokolle** einführen, um Patienten mit Infektionsrisiko zu identifizieren und ihre Behandlung anzupassen, z.B. durch Dialyse in separaten Räumen oder am Ende des Tages, um den Kontakt mit anderen Patienten zu vermeiden.

Spezielle Pflege für Dialysepatienten

Dialysepatienten, ob Hämodialyse oder Peritonealdialyse, benötigen eine besondere Pflege, um das Risiko von Komplikationen im Zusammenhang mit ihrer Behandlung zu minimieren. Insbesondere bei der Hämodialyse sind die Patienten häufigen Manipulationen ihres Gefäßsystems ausgesetzt, was eine erhöhte Wachsamkeit erfordert.

Vorbeugung von Infektionen der vaskulären Zugangsstelle

Eine der schwerwiegendsten Komplikationen für Hämodialysepatienten ist die **Infektion der vaskulären Zugangsstelle**, sei es eine arteriovenöse Fistel oder ein Zentralkatheter. Das Pflegepersonal muss vor jeder Punktion strenge Desinfektionsverfahren einhalten. Dazu gehört die sorgfältige Reinigung der Haut um die Einstichstelle und die Verwendung von antiseptischen Lösungen, um eine bakterielle Kontamination zu vermeiden. Darüber hinaus ist es wichtig, die Einstichstelle regelmäßig auf Anzeichen einer Infektion wie Rötung, Schwellung, Wärme oder Ausfluss zu überwachen. Bei Verdacht auf eine Infektion kann eine schnelle Behandlung mit

Antibiotika erforderlich sein, um zu verhindern, dass sich die Infektion ausbreitet und systemisch wird.

Überwachung der arteriovenösen Fisteln

Die **arteriovenöse Fistel** ist der bevorzugte Zugangsweg zur Dialyse, da sie ein geringeres Infektionsrisiko als Katheter aufweist. Sie kann jedoch auch zu Komplikationen wie **Thrombose** (Bildung eines Gerinnsels) oder Stenose (Verengung der Gefäße) führen. Daher ist es wichtig, dass Pflegepersonal und Patienten regelmäßig das Fistelgeräusch (das Geräusch oder die Vibration, die einen guten Blutfluss anzeigt) überwachen und jede Veränderung des Aussehens oder der Funktionalität der **Fistel** melden. Ein rasches Eingreifen kann ernsthaftere Komplikationen, wie den Verlust der Fistel, verhindern.

Wasser- und Nährstoffhaushalt

Dialysepatienten müssen sich an **strenge Diäten** halten, um einen angemessenen Wasser- und Elektrolythaushalt aufrechtzuerhalten. Besondere Aufmerksamkeit muss der Aufnahme von Flüssigkeit, Natrium, Kalium und Phosphor gewidmet werden, da ein unzureichendes Management zu ernsthaften Komplikationen wie Hyperkaliämie, Lungenödemen oder Herzproblemen führen kann. Das Pflegepersonal sollte in Zusammenarbeit mit den Diätassistenten regelmäßig die **Nahrungsaufnahme** der Patienten bewerten und die Ernährungsempfehlungen entsprechend den Ergebnissen der biologischen Tests und der klinischen Entwicklung des Patienten anpassen.

Spezielle Pflege für immunsupprimierte Patienten

Immunsupprimierte Patienten, sei es wegen einer immunsuppressiven Behandlung (nach einer Nierentransplantation oder wegen Autoimmunerkrankungen) oder wegen eines zugrunde liegenden medizinischen Zustands, benötigen eine besondere Pflege, um **das Infektionsrisiko zu verringern** und auf frühe Anzeichen von Komplikationen zu achten.

Nachsorge nach einer Nierentransplantation

Patienten nach einer **Nierentransplantation** werden mit immunsuppressiven Medikamenten behandelt, um eine Abstoßung des Transplantats zu verhindern. Obwohl diese Medikamente wichtig sind, schwächen sie die Immunabwehr des Patienten und erhöhen das Risiko von Infektionen erheblich. Daher ist eine **regelmäßige medizinische Überwachung** mit häufigen Blutuntersuchungen zur Überwachung der Nierenfunktion und zur Erkennung von Anzeichen einer Abstoßung, einer Infektion oder einer Toxizität der Medikamente von entscheidender Bedeutung.

Die **regelmäßigen Konsultationen** stellen auch sicher, dass der Patient die Empfehlungen zu Hygienemaßnahmen, Medikamenteneinnahme und Ernährungseinschränkungen befolgt. Bei Fieber, Atemwegs- oder Verdauungssymptomen sollten immunsupprimierte Patienten sofort einen Arzt aufsuchen, da eine Infektion bei ihnen schnell einen schweren Verlauf nehmen kann.

Vermeidung von Infektionsquellen

Für immungeschwächte Patienten ist es wichtig, **die Exposition gegenüber potenziellen Infektionsquellen zu begrenzen**. Dazu gehören der Kontakt mit kranken Menschen, überfüllte Orte oder Umgebungen, die Keime enthalten können, wie Krankenhäuser oder Kliniken. Zu Hause sollten Angehörige und Pflegepersonal **zusätzliche Vorsichtsmaßnahmen** treffen, wie das Tragen von Masken bei Erkältungen oder Grippe, die regelmäßige Desinfektion von Oberflächen und die Vermeidung, kranke Personen in die Nähe des Patienten zu bringen.

Die Patienten sollten auch bestimmte **Risikolebensmittel** wie nicht pasteurisierte Produkte, rohes Fleisch oder Fisch und schlecht gewaschenes Gemüse meiden, da sie Überträger von schweren Lebensmittelinfektionen sein können. Das Pflegepersonal und die **Ernährungsberater** können eine **angemessene Ernährungsberatung** anbieten, um sicherzustellen, dass die Ernährung des Patienten sowohl sicher als auch ausgewogen ist.

- **Management von medizinischen Abfällen**: Sortierprotokoll und Management von Infektionsrisiken.

Das **Triageprotokoll** und das **Infektionsrisikomanagement** sind entscheidende Elemente für die Gewährleistung der Patientensicherheit, insbesondere in Umgebungen mit hoher Infektionsanfälligkeit, wie bei Dialysepatienten, immungeschwächten Patienten oder Patienten mit chronischen Krankheiten. Diese Protokolle wurden entwickelt, um die Ausbreitung von Infektionen innerhalb der Gesundheitseinrichtungen zu verhindern und Risikopatienten schnell zu identifizieren, um ihnen eine angemessene Pflege zu bieten und gleichzeitig das Risiko einer Kreuzkontamination zu verringern. Die strikte Umsetzung dieser Protokolle ist entscheidend für den Schutz von Patienten und Pflegepersonal sowie für die Gewährleistung einer sicheren Pflegeumgebung.

Triage-Protokoll: Identifizierung und Isolierung von Risikopatienten

Die **Triage von Patienten** bei ihrer Ankunft in einer Gesundheitseinrichtung ist ein entscheidender Schritt, um die Ausbreitung von Infektionen zu verhindern, insbesondere bei Epidemien oder ansteckenden Krankheiten. Die Triage umfasst eine **schnelle Bewertung** des Gesundheitszustands der Patienten bei der Aufnahme, um diejenigen zu erkennen, die Anzeichen einer Infektion aufweisen oder die eine Infektionskrankheit verbreiten könnten. Dieser Prozess ist besonders wichtig in Abteilungen mit empfindlichen Patienten, wie Nephrologie oder

Onkologie, wo das Risiko einer Infektion schwerwiegende Folgen haben kann.

Frühzeitige Erkennung von Anzeichen einer Infektion

Bei der Triage ist es wichtig, auf **frühe Anzeichen** einer Infektion zu achten, wie Fieber, Husten, Atembeschwerden oder Verdauungssymptome wie Durchfall. Häufig wird ein **systematischer Fragebogen** verwendet, um Informationen über die Symptome des Patienten, seine jüngste Krankengeschichte und seinen möglichen Kontakt mit kranken Personen zu sammeln. Diese Bewertung ermöglicht es, die Patienten nach ihrem Infektionsrisiko **zu kategorisieren**, so dass die Behandlung sofort angepasst werden kann.

Eine **schnelle Triage** ist besonders wichtig in Abteilungen wie Dialysezentren, in denen regelmäßig viele immunsupprimierte Patienten anwesend sind. Ein Patient mit Anzeichen einer Infektion, sei es durch eine Atemwegserkrankung wie Grippe oder eine bakterielle Infektion, muss sofort **isoliert** werden, um eine Ansteckung der anderen Patienten zu vermeiden. Die Einrichtung eines speziellen Bereichs oder einer speziellen Box für die Behandlung von infizierten Patienten ist oft notwendig, um eine physische Trennung von den anderen Patienten zu gewährleisten.

Isolierung von Hochrisikopatienten

Wenn ein Patient als potenzieller Träger einer ansteckenden Infektion identifiziert wird, muss eine geeignete **Isolierung** durchgeführt werden. Diese Isolierung kann in speziellen Räumen oder in Einzelboxen erfolgen, die mit geeigneten Belüftungssystemen ausgestattet sind, um die Verbreitung von luftgetragenen Keimen zu verhindern. In den Fällen, in denen dies empfohlen wird, kann auch eine **häusliche Isolierung** durchgeführt werden, wobei den Patienten und ihren Familien klare Anweisungen gegeben werden, welche

Vorsichtsmaßnahmen sie ergreifen müssen, um eine Ansteckung ihrer Umgebung zu vermeiden.

Pflegepersonal, das Patienten mit hohem Infektionsrisiko betreut, muss **persönliche Schutzausrüstung (PSA)** tragen, wie z.B. Masken, Handschuhe, Kittel und Schutzbrillen. Die richtige Verwendung der PSA ist entscheidend, um zu verhindern, dass die Pflegekräfte selbst zu Übertragungsvektoren werden. Strenge Protokolle für das **Anlegen und Entfernen** dieser Ausrüstung müssen eingehalten werden, mit einer systematischen Desinfektion nach jedem Kontakt mit einem Risikopatienten.

Management von Infektionsrisiken: ein systematischer und präventiver Ansatz

Das Management von Infektionsrisiken basiert auf einer Reihe von **präventiven** und **kurativen Maßnahmen**, die darauf abzielen, die Übertragung von Krankheitserregern innerhalb der Gesundheitseinrichtungen zu begrenzen. Diese Maßnahmen sind auf die verschiedenen Arten von Infektionen (Bakterien, Viren, Pilze) zugeschnitten und werden entsprechend dem Risikoniveau des Patienten und seiner Umgebung umgesetzt. Das Management von Infektionsrisiken ist ein Prozess, der nicht nur das Pflegepersonal, sondern auch die Patienten, Besucher und Familien mit einbezieht.

Hand- und Oberflächenhygiene: eine absolute Priorität

Die **Handhygiene** ist eine der Säulen der Infektionsprävention. Pflegepersonal, Patienten und Besucher müssen in der Wichtigkeit des Händewaschens vor und nach jedem Kontakt mit dem Patienten oder mit potenziell kontaminierten Oberflächen geschult werden. Die Verwendung von **hydroalkoholischen Lösungen** ist in Gesundheitseinrichtungen weit verbreitet und sollte in Bereichen mit hohem Infektionsrisiko, wie Dialyse- oder Onkologieabteilungen, systematisiert werden.

Häufig berührte **Oberflächen** wie Türgriffe, Betten, medizinische Geräte oder Pflegewagen müssen regelmäßig **desinfiziert** werden. Die Reinigungsprotokolle beinhalten die Verwendung von Desinfektionsmitteln, die gegen häufige Krankheitserreger wie resistente Bakterien (z.B. Methicillin-resistenter Staphylococcus aureus) oder Viren (z.B. SARS-CoV-2) wirksam sind. Speziell ausgebildete Reinigungsteams müssen für die regelmäßige Pflege der Risikobereiche verantwortlich sein.

Kontrolle von nosokomialen Infektionen

Nosokomiale Infektionen, d.h. Infektionen, die im Krankenhaus erworben werden, stellen ein großes Risiko dar, insbesondere für immunsupprimierte oder dialysepflichtige Patienten. Diese Infektionen können bei invasiven Verfahren (Katheterisierung, Chirurgie, Dialyse) oder aufgrund der Krankenhausumgebung auftreten. Das Management von Infektionsrisiken in diesem Zusammenhang beruht auf strengen **Sterilisationsprotokollen** für alle verwendeten Materialien (Nadeln, Katheter, medizinische Geräte) und einer besonderen Aufmerksamkeit für die **Asepsis** bei der Pflege. Das Pflegepersonal muss in guten Praktiken geschult werden, um das Risiko einer Kreuzkontamination zu verringern, insbesondere durch die Verwendung von Einwegmaterial oder die Sterilisation zwischen den einzelnen Anwendungen.

Dialysekatheter sind zum Beispiel ein häufiger Eintrittspunkt für Infektionen. Ein strenges Protokoll für den Umgang mit Kathetern, einschließlich ihrer Handhabung mit sterilen Techniken und ihrer regelmäßigen Überwachung, kann das Risiko von Infektionen im Zusammenhang mit Gefäßzugängen verringern. Es ist auch wichtig, auf **Anzeichen einer Infektion** an den Zugangsstellen zu achten, wie z.B. Rötung, Schwellung, Hitze oder Schmerzen, um bei Verdacht auf eine Infektion schnell handeln zu können.

Verwaltung der Patienten- und Personalströme

In Umgebungen mit hohem Risiko, wie Dialysezentren oder Intensivstationen, ist die **Steuerung der Patienten-** und **Personalströme** ein wichtiger Bestandteil der Infektionsprävention. Immunsupprimierte oder dialysepflichtige Patienten müssen vor dem Kontakt mit infizierten Patienten geschützt werden. Dies kann bedeuten, dass spezielle Kreisläufe eingerichtet werden, um ein Zusammentreffen zu vermeiden, dass die Behandlung dieser Patienten zu speziellen Zeiten stattfindet oder dass spezielle Behandlungsräume für sie reserviert werden.

Das Pflegepersonal, das diese Patienten betreut, muss **entsprechend eingesetzt** werden und sicherstellen, dass es nicht von einem Patienten mit Infektionsrisiko zu einem gefährdeten Patienten wechselt, ohne strenge Hygieneprotokolle einzuhalten. Die Einrichtungen können **Pufferzonen** einrichten, in denen sich das Personal die Hände wäscht, die Kleidung wechselt oder die PSA benutzt, bevor es die Risikostationen betritt.

Epidemiologische Überwachung und Fortbildung

Ein Schlüsselelement des Infektionsrisikomanagements ist die **epidemiologische Überwachung**, die es ermöglicht, Anzeichen einer Epidemie oder eines Anstiegs der Anzahl von Infektionsfällen in einer Einrichtung frühzeitig zu erkennen. Das Pflegepersonal muss darin geschult werden, **verdächtige** oder bestätigte Infektionsfälle zu melden, unabhängig davon, ob es sich um eine nosokomiale oder gemeinschaftliche Infektion handelt. Protokolle zur **Meldung** an die Gesundheitsbehörden ermöglichen es, die Entwicklung von Infektionen zu verfolgen und die Präventionsmaßnahmen entsprechend anzupassen.

Darüber hinaus ist die **ständige Weiterbildung** des Pflegepersonals unerlässlich, um ein gutes Management von Infektionsrisiken zu gewährleisten. Das Pflegepersonal muss regelmäßig in neuen Protokollen zur Desinfektion, Sterilisation, Isolierung und zum Umgang mit infizierten Patienten geschult werden. Regelmäßige Audits können durchgeführt werden, um sicherzustellen, dass die guten Praktiken eingehalten werden und um zu ermitteln, wo Verbesserungen notwendig sind.

- **Sicherheit des Personals und der Patienten** : Vermeidung von Risiken im Zusammenhang mit der Bewegung und Verlegung von Patienten.

Die Vermeidung von Risiken im Zusammenhang mit der **Bewegung und dem Transfer von Patienten** ist ein wichtiges Thema in der Pflege, sowohl für die Sicherheit der Patienten als auch für die des Pflegepersonals. Patienten, insbesondere solche mit chronischen Krankheiten, ältere Menschen oder bettlägerige Patienten, sind besonders anfällig für Unfälle bei Transfers, sei es bei Bewegungen im Bett, beim Umsetzen vom Bett in einen Stuhl oder bei der Begleitung beim Gehen. Ein schlechter Transfer kann zu Stürzen, Brüchen oder Muskelverletzungen führen, während eine schlechte Körperhaltung bei der Bewegung oder beim Heben eines Patienten für das Pflegepersonal zu Muskel- und Skeletterkrankungen führen kann. Die Einführung **geeigneter Transferprotokolle** und die Verwendung sicherer Techniken können diese Risiken verhindern und eine sicherere Pflegeumgebung für alle gewährleisten.

Beurteilung der motorischen Fähigkeiten des Patienten

Bevor eine Bewegung oder ein Transfer durchgeführt wird, ist es wichtig, die **motorischen Fähigkeiten** des Patienten genau zu beurteilen. Jeder Patient hat unterschiedliche Mobilitäts- und Kraftniveaus, und diese Beurteilung hilft dabei, die Art der benötigten Hilfe und den Grad der Selbständigkeit, den der Patient behalten kann, zu bestimmen. Bei dieser Beurteilung werden mehrere Faktoren berücksichtigt:

- **Muskelkraft**: Kann er sich selbst aufrichten? Hat er genügend Kraft in den unteren Gliedmaßen, um sein Gewicht beim Stehen zu tragen?

- **Gleichgewicht**: Kann er stehen, ohne zu kippen? Kann er das Gleichgewicht im Sitzen oder beim Gehen halten?
- **Koordination**: Ist er in der Lage, seine Bewegungen zu koordinieren, um zu gehen oder sich zu drehen?
- Schmerzen: Leidet er unter Schmerzen, die seine Bewegungen einschränken oder einen Transfer erschweren könnten?

Nach dieser Beurteilung kann der Pfleger feststellen, ob der Patient aktiv am Transfer teilnehmen kann oder ob er volle Unterstützung benötigt. Ein Patient mit allgemeiner Schwäche oder starkem Gleichgewichtsverlust benötigt beispielsweise häufig **technische Hilfsmittel** für den Transfer, wie z.B. einen Patientenlifter oder einen Transfergurt.

Verwendung von technischen Hilfsmitteln zur Sicherung des Transfers

Technische Hilfen sind unentbehrliche Hilfsmittel, um den Transfer und die Bewegung von Patienten sicher zu gestalten. Sie helfen, das Risiko von Stürzen zu verringern und das Pflegepersonal vor Verletzungen aufgrund von Überanstrengung oder Fehlhaltungen zu schützen. Es gibt eine Reihe von Hilfsmitteln, die je nach den spezifischen Bedürfnissen des Patienten häufig verwendet werden:

- Patientenlifter: Dies ist eines der am häufigsten verwendeten Hilfsmittel für Patienten, die völlig pflegebedürftig sind oder sich nicht selbst bewegen können. Der Patientenlifter ermöglicht das sichere Heben einer Person vom Bett in einen Stuhl oder umgekehrt, wobei die körperlichen Anstrengungen für das Pflegepersonal begrenzt werden. Es gibt stationäre und mobile Patientenlifter, die direkt am Bett des Patienten oder in anderen Bereichen des Pflegeheims eingesetzt werden können.

- **Transfergürtel**: Für Pflegebedürftige, die in der Lage sind, sich teilweise am Transfer zu beteiligen, bieten

Transfergürtel eine sichere Unterstützung. Sie ermöglichen es dem Pflegepersonal, den Pflegebedürftigen während eines Transfers-Steh-Sitz oder eines kurzen Transfers an der Taille oder an den Hüften zu halten. Sie erhöhen die Stabilität des Pflegebedürftigen und bieten gleichzeitig eine sichere Stütze für das Pflegepersonal.

- Gehhilfen **oder Gehstöcke**: Diese Hilfsmittel ermöglichen es Patienten mit Gehschwierigkeiten, sich selbständiger fortzubewegen und gleichzeitig das Risiko eines Sturzes zu verringern. Die Wahl zwischen einem Rollator, einem Dreibein- oder einem klassischen Gehstock hängt davon ab, wie viel Unterstützung der Patient benötigt.

- Transferbrett: Das Transferbrett wird für Patienten verwendet, die nicht aufrecht stehen können, und ermöglicht es, einen Patienten vom Bett in einen Rollstuhl oder auf eine andere Unterlage zu heben, ohne dass der Patient vollständig angehoben werden muss. Dies ist besonders nützlich für Patienten, deren Mobilität stark eingeschränkt ist, die aber häufig umgelagert werden müssen.

Der Einsatz dieser technischen Hilfsmittel muss mit einer **entsprechenden Schulung** des Pflegepersonals einhergehen. Eine falsche Handhabung dieser Hilfsmittel kann zu Unfällen führen, daher ist es wichtig, dass das medizinische Personal in guten Praktiken und geeigneten Hebetechniken geschult wird.

Manuelle Transfertechniken und angepasste Körperhaltung

Bei Pflegebedürftigen, die in der Lage sind, den Transfer teilweise selbst durchzuführen, oder wenn die Verwendung eines Patientenlifters nicht erforderlich ist, sollte das Pflegepersonal sichere **manuelle Transfertechniken** kennen und anwenden. Diese Techniken basieren auf **biomechanischen** Prinzipien und **angepassten Körperhaltungen**, die darauf abzielen, die körperliche Anstrengung des Pflegepersonals zu reduzieren und gleichzeitig einen sanften und für den Patienten sicheren Transfer zu gewährleisten.

- **Schwerpunktprinzip**: Bei einem manuellen Transfer sollte die Pflegekraft ihren Schwerpunkt tief und nahe beim Patienten halten. Dadurch wird die Belastung der Muskeln im Rücken und in den unteren Gliedmaßen minimiert und das Risiko von Verletzungen verringert. Es wird empfohlen, die Beine zum Heben oder Führen des Patienten zu benutzen, anstatt den Rücken zu belasten.

- **Fußstellung**: Die Pflegekraft sollte eine **stabile Körperhaltung** einnehmen, wobei die **Füße** hüftbreit auseinander stehen sollten, um das Gewicht besser zu verteilen und eine gute Stabilität zu gewährleisten. Der Transfer erfolgt mit gebeugten Knien, geradem Rücken und mit der Kraft der Beine, um den Patienten anzuheben oder zu stützen. Diese Haltung trägt dazu bei, Verdrehungen des Rückens zu vermeiden, die eine häufige Ursache für Verletzungen bei Pflegekräften sind.

- **Synchrones Heben**: Wenn mehrere Pflegekräfte an einem Transfer beteiligt sind, ist es wichtig, **die Bewegungen zu koordinieren**. Durch lautes Zählen vor dem Anheben oder Umlagern eines Patienten wird sichergestellt, dass alle Beteiligten zur gleichen Zeit handeln, was einen reibungslosen Transfer gewährleistet und die Unfallgefahr verringert.

- **Ermutigen Sie den Patienten zur Teilnahme**: Selbst teilweise abhängige Patienten können oftmals bei ihrem Transfer helfen, was den Prozess erleichtert und ihre Autonomie stärkt. Das Pflegepersonal sollte dem Patienten jeden Schritt des Transfers deutlich erklären und ihn dazu ermutigen, seine Arme, Beine oder seinen Rumpf zur Unterstützung der Bewegung einzusetzen. Dies kann auch dazu beitragen, das Vertrauen des Patienten in seine körperlichen Fähigkeiten zu stärken.

Sturzprävention: Sicheres Gehen

Stürze sind eines der größten Risiken im Zusammenhang mit dem Transfer und der Bewegung von Patienten, insbesondere bei älteren Menschen oder Patienten mit Muskelschwäche oder Gleichgewichtsstörungen. Um diese Unfälle zu vermeiden, müssen verschiedene Maßnahmen auf unterschiedlichen Ebenen ergriffen werden:

- **Gestaltung der Umgebung**: Es ist wichtig sicherzustellen, dass der Raum um den Patienten herum frei und sicher ist. Hindernisse wie Teppiche, elektrische Kabel oder sperrige Möbel müssen entfernt werden und die Beleuchtung muss ausreichend sein, damit der Patient nicht stolpern oder ausrutschen kann. In den Badezimmern können **Haltegriffe** und rutschfeste Matten für eine sichere Fortbewegung sorgen.

- **Geeignetes Schuhwerk** : Die Patienten müssen **geeignete Schuhe oder Hausschuhe** mit guter Bodenhaftung tragen, um ein Ausrutschen zu vermeiden. Offene Schuhe oder rutschige Strümpfe sind zu vermeiden, da sie das Risiko eines Sturzes erheblich erhöhen.

- **Gehhilfen**: Patienten mit eingeschränkter Mobilität benötigen **Gehhilfen** (wie Gehstöcke oder Rollatoren), die sie beim Gehen begleiten. Diese Hilfsmittel bieten zusätzliche Stabilität und verringern den Druck auf die geschwächten Gelenke und Muskeln.

- **Überwachung und Unterstützung**: Das Pflegepersonal muss immer anwesend **und aufmerksam** sein, wenn Risikopatienten bewegt oder transferiert werden. Sie sollten in der Nähe des Patienten bleiben und bereit sein, einzugreifen, falls der Patient aus dem Gleichgewicht gerät oder zu stürzen droht. In einigen Fällen kann es notwendig sein, sehr gebrechliche Patienten, insbesondere wenn sie kurze Strecken zurücklegen, kontinuierlich zu betreuen.

Fortbildung des Pflegepersonals: Sicherheit gewährleisten

Die **kontinuierliche Schulung des Pflegepersonals** ist von entscheidender Bedeutung, um den Risiken vorzubeugen, die mit der Bewegung und dem Transfer von Patienten verbunden sind. Diese Schulung muss sowohl theoretisches Wissen über biomechanische Prinzipien und Sicherheit als auch regelmäßige praktische Übungen beinhalten, damit das Pflegepersonal die Techniken des Transfers und der Verwendung von Hilfsmitteln beherrscht.

Die Gesundheitseinrichtungen müssen auch **regelmäßige Audits** einführen, um die Qualität der Transferpraktiken zu bewerten und mögliche Verstöße gegen die Sicherheitsprotokolle aufzudecken. Für das Pflegepersonal können Simulationsworkshops oder spezielle Schulungen organisiert werden, damit sie ihre Fähigkeiten verbessern und synchronisiert im Team arbeiten können.

Schlussfolgerung

Der Krankenpflegehelfer, eine Säule der modernen Nephrologie

- **Der Kern des Berufs: Pflege, Menschlichkeit und Technik**: Kombination der Wissenschaft der Pflege und der menschlichen Begleitung.

Der Beruf des Pflegers ist tief in einer Dualität verwurzelt, die die **Wissenschaft** der **Pflege** und die **menschliche Begleitung** miteinander verbindet. Als Gesundheitstechniker und Hüter der Menschlichkeit muss der Pfleger diese beiden Dimensionen vereinen, um eine umfassende Pflege zu bieten, die sich nicht auf das klinische Management beschränkt, sondern auch das Zuhören, das Mitgefühl und das Verständnis für die emotionalen Bedürfnisse der Patienten umfasst. Diese Doppelrolle zeigt sich jeden Tag in der beruflichen Praxis, wo die technische Pflege mit einer ständigen Aufmerksamkeit für den Menschen, seine Erlebnisse und seine Würde einhergeht.

Der wissenschaftliche Aspekt: Technik im Dienste der Pflege

Der **Kern der Pflege** beruht auf soliden technischen Fähigkeiten und der Beherrschung der medizinischen Wissenschaft. In einem zunehmend komplexen und technologisch fortgeschrittenen Gesundheitsumfeld müssen Pflegekräfte über umfassende Kenntnisse der Krankheiten, Behandlungen und medizinischen Verfahren verfügen. Die Wissenschaft der Pflege beinhaltet die Fähigkeit, die modernste medizinische Technologie zu nutzen und zu interpretieren, schnelle und präzise Interventionen zu gewährleisten und die Pflege an den sich ändernden Zustand des Patienten anzupassen.

Bei der Behandlung von Dialysepatienten erfordert die Verwendung von Geräten wie Dialysemaschinen oder die Überwachung von Gefäßzugängen ein hohes Maß an technischem Können. Das Pflegepersonal muss diese Instrumente perfekt beherrschen, um die Sicherheit des Patienten zu gewährleisten, Komplikationen vorzubeugen und die Wirksamkeit der Behandlung zu sichern. Dazu gehört die kontinuierliche Überwachung der **Lebenszeichen**, die Anpassung der

Dialyseparameter, die Verwaltung der hochentwickelten medizinischen Geräte und die Interpretation der Analyseergebnisse. Jede technische Maßnahme muss präzise und maßvoll sein und auf einem gründlichen wissenschaftlichen Verständnis des menschlichen Körpers und der zu behandelnden Krankheiten beruhen.

Die Rolle des Pflegepersonals beschränkt sich nicht nur auf die Anwendung von technischen Handgriffen, sondern es muss auch die strengen **medizinischen Protokolle** verstehen und befolgen und sich über die therapeutischen Fortschritte auf dem Laufenden halten. Die ständige Weiterentwicklung der Behandlungen, der Empfehlungen für gute Praxis und der medizinischen Technologien erfordert, dass sich das Gesundheitspersonal ständig weiterbildet. Der Patient kann sich auf eine qualitativ hochwertige Behandlung verlassen, die auf seine Bedürfnisse zugeschnitten ist und den aktuellen medizinischen Standards entspricht.

Menschliche Begleitung: ein ständiges Zuhören und Einfühlungsvermögen

Die Pflege kann jedoch nicht auf eine einfache technische Dimension reduziert werden. Die Technik ist zwar wesentlich, muss aber immer von einer **menschlichen Dimension** begleitet werden, die auf Empathie, Zuhören und der Betrachtung der Person in ihrer Gesamtheit beruht. Der Pfleger steht im Mittelpunkt der Beziehung zwischen Patient und Pfleger, und es ist diese Beziehung, die auf Vertrauen basiert, die es ermöglicht, den technischen Handlungen einen Sinn zu geben und die Erfahrung der Pflege für den Patienten erträglicher zu machen.

Die menschliche Begleitung erfolgt durch **aktives Zuhören**, wobei der Pfleger auf die Sorgen, Ängste und Erwartungen des Patienten eingeht. Es geht darum, nicht nur die körperlichen Symptome zu berücksichtigen, sondern auch die **Emotionen**, die mit der Krankheit einhergehen. Ein Patient, der mit einer schweren Krankheit wie Nierenversagen oder Krebs konfrontiert ist, erlebt oft Zeiten des Zweifels, der Angst oder sogar der Depression. Der Pfleger spielt eine wichtige Rolle dabei, dem Patienten zu helfen, diese schwierigen Momente zu überwinden, indem er präsent ist, zuhört, ohne zu urteilen, und tröstende Worte anbietet.

Empathie ist eine der wichtigsten Qualitäten des Pflegers. Sie ermöglicht es, sich in die Lage des Patienten zu versetzen, seine Gefühle zu verstehen und die Pflege auf seinen emotionalen Zustand abzustimmen. Einem Patienten, der vor einer Operation oder einer Dialysebehandlung Angst hat, werden nicht nur technische Erklärungen über den Ablauf der Behandlung gegeben, sondern er wird auch emotional begleitet, um seine Ängste zu lindern. Dies kann durch einfache Gesten geschehen, wie z.B. die Hand des Patienten zu halten, seine Fragen beruhigend zu beantworten oder ihm jeden Schritt der Behandlung zu erklären, um sein Gefühl des Kontrollverlustes zu verringern.

Diese menschliche Begleitung ist nicht auf den Patienten beschränkt, sondern erstreckt sich oft auch auf seine **Familie**, die ebenfalls eine Zeit der Ungewissheit und des Stresses durchmacht. Der Pfleger wird zu einem wichtigen Gesprächspartner für die Angehörigen, indem er die medizinische Situation klar erklärt, ihre Fragen beantwortet und sie hinsichtlich der Qualität der Pflege beruhigt. Die Fähigkeit, mit den Emotionen der Familien umzugehen und dabei einen professionellen Ansatz zu bewahren, ist ein grundlegender Aspekt der Rolle des Pflegers.

Die Verbindung von Technik und Menschlichkeit: ein integrierter Ansatz in der Pflege

Eine der großen Stärken des Pflegeberufs liegt in seiner Fähigkeit, den technischen Aspekt der Pflege mit der menschlichen Begleitung zu **kombinieren**. Technik und Empathie sind keine Gegensätze, sondern ergänzen sich zu einer ganzheitlichen Pflege, bei der Körper und Geist des Patienten untrennbar miteinander verbunden sind. In dieser Kombination liegt das Wesen der

Pflege, in der jede technische Geste von einer besonderen Aufmerksamkeit für den Menschen begleitet wird.

Die Palliativmedizin ist ein hervorragendes Beispiel für diese **doppelte Dimension**. Bei diesem Ansatz am Lebensende ist das Hauptziel nicht mehr die Heilung, sondern der Komfort und die Lebensqualität. Die technische Pflege, wie Schmerzmanagement, Symptomüberwachung oder die Anpassung der Behandlung, ist für die Linderung des körperlichen Leidens von entscheidender Bedeutung. Aber es sind auch die menschlichen Aspekte der Pflege - die Präsenz, das Zuhören, die Begleitung in den letzten Momenten - die den Unterschied ausmachen. Der Pfleger wird hier zu einem **Führer**, der in der Lage ist, ein feines Gleichgewicht zwischen medizinischen Maßnahmen und der Achtung der emotionalen und spirituellen Bedürfnisse des Patienten aufrechtzuerhalten.

Ein weiteres Beispiel ist die Behandlung **von chronischen Patienten**, wie z.B. Patienten mit Nierenversagen, die eine regelmäßige Dialyse benötigen. Die technische Sorgfalt ist unbestreitbar: die Maschinen müssen beherrscht, die Vitalwerte überwacht und die Behandlungsparameter angepasst werden. Aber diese Patienten, die oft durch jahrelange Behandlung erschöpft sind, brauchen auch ständige emotionale Unterstützung. Der Pfleger, der technische Pflege leistet und gleichzeitig eine vertrauensvolle und unterstützende Beziehung zum Patienten unterhält, wird zu einem Hauptakteur bei der Aufrechterhaltung des allgemeinen Wohlbefindens des Patienten.

Die ethische Dimension: Achtung der Würde und Autonomie des Patienten

Schließlich bedeutet die Verbindung von Technik und Menschlichkeit auch, dass die **ethische Dimension** der Pflege berücksichtigt werden muss. Jeder Patient ist eine einzigartige Person mit eigenen Werten, Überzeugungen und Vorlieben. Der Pfleger muss immer darauf achten, diese Aspekte zu respektieren, selbst in komplexen medizinischen Situationen. Dies bedeutet nicht nur, eine qualitativ hochwertige Pflege zu leisten, sondern auch **die Würde** des Patienten zu respektieren, ihm **die** notwendigen Informationen zu geben, damit er an Entscheidungen über seine Gesundheit teilhaben kann, und seine Entscheidungen zu respektieren, auch wenn sie von den medizinischen Empfehlungen abweichen.

Ein weiterer grundlegender Aspekt dieser Ethik ist die Achtung der **Autonomie** des Patienten. Der Patient muss auf transparente Weise über seinen Gesundheitszustand und die Behandlungsmöglichkeiten informiert werden, damit er eine informierte Entscheidung über seine Behandlung treffen kann. Diese Transparenz, zusammen mit einer vertrauensvollen Beziehung zum Behandler, ermöglicht es dem Patienten, sich voll in seinen Behandlungsweg einbezogen zu fühlen, was für die Wahrung seiner Würde und seines Wohlbefindens selbst bei einer schweren Krankheit von entscheidender Bedeutung ist.

- **Die Zukunft der nephrologischen Pflege**: Entwicklung der Praktiken und neue Technologien am Horizont.

Die **Zukunft der nephrologischen Versorgung** sieht vielversprechend aus. Sie ist geprägt von der Entwicklung der medizinischen Praxis und der Integration neuer Technologien, die die Art und Weise, wie Nierenerkrankungen diagnostiziert, behandelt und überwacht werden, allmählich verändern. Diese Fortschritte zielen darauf ab, die Lebensqualität der Patienten zu verbessern, personalisiertere Behandlungen anzubieten und die Grenzen der derzeitigen Pflege zu erweitern. Die Nephrologie, eine Disziplin, die mit Behandlungen wie Dialyse und Nierentransplantation bereits stark technisiert ist, bereitet sich auf eine Zukunft vor, in der die Pflege vernetzter, effizienter und vor allem patientenorientierter sein wird.

Auf dem Weg zu einer stärker präventiven und personalisierten Nephrologie

Eine der wichtigsten Entwicklungen am Horizont ist der Übergang zu einer **stärker präventiven Medizin**, bei der es nicht mehr nur um die Behandlung von Nierenerkrankungen im fortgeschrittenen Stadium geht, sondern um **die Verhinderung ihres Auftretens oder ihres Fortschreitens.** Dieser Ansatz wird durch Fortschritte bei der Früherkennung von Nierenerkrankungen ermöglicht, insbesondere durch den Einsatz von **Biomarkern** und immer ausgefeilteren Bildgebungstechniken. Diese Instrumente ermöglichen es, die Anzeichen einer Nierenschädigung zu erkennen, noch bevor klinische Symptome auftreten, was den Weg für eine frühere und möglicherweise wirksamere Behandlung ebnet.

Die Nephrologie der Zukunft wird auch von einer **personalisierten Medizin** geprägt sein, bei der die Behandlung auf die individuellen Eigenschaften des Patienten abgestimmt wird. Die Genomanalyse und die Technologien der **Präzisionsmedizin werden** in dieser Entwicklung eine zentrale Rolle spielen. Durch die Identifizierung spezifischer genetischer Profile wird es möglich sein, die Patienten mit dem höchsten Risiko für die Entwicklung bestimmter Nierenerkrankungen, wie polyzystische Nierenerkrankung, zu bestimmen oder die individuelle Reaktion auf Behandlungen zu bewerten. Auf diese Weise können Nephrologen die Behandlung auf das genetische Profil des Patienten abstimmen, um Nebenwirkungen zu reduzieren und die Wirksamkeit der Behandlung zu maximieren.

Werkzeuge der künstlichen Intelligenz (KI) beginnen auch die Nephrologie zu verändern. Mit Hilfe von KI können riesige Datenmengen aus Krankenakten, Laborergebnissen und Bildern analysiert werden, um das Fortschreiten der Nierenerkrankung vorherzusagen oder frühe Komplikationen zu erkennen. Algorithmen können Behandlungsempfehlungen geben oder Nephrologen dabei helfen, die Medikamentendosis an subtile Veränderungen im Gesundheitszustand des Patienten anzupassen. Diese Fortschritte werden eine viel feinere und dynamischere **Personalisierung der Behandlung** ermöglichen, **die** den ständigen Veränderungen der Nierenerkrankung Rechnung trägt.

Vernetzte Dialyse und tragbare Technologien

Die **Dialyse**, die heute eine der schwersten und belastendsten Behandlungen für Patienten mit Niereninsuffizienz ist, erlebt dank des technologischen Fortschritts eine Revolution. Die Zukunft der Dialyse liegt in einer **autonomeren, tragbaren** und vor allem an den Lebensstil der Patienten angepassten Behandlung.

Tragbare Dialysegeräte, die sich noch in der Entwicklungsphase befinden, versprechen, die Patienten von den Belastungen der Dialyse im Zentrum zu befreien. Diese Geräte ermöglichen die tägliche Dialyse zu Hause oder sogar unterwegs, was eine größere **Flexibilität** und einen besseren Lebenskomfort bietet. Das Ziel ist es, die Dialyse weniger invasiv und besser an das tägliche Leben der Patienten anzupassen, so dass sie weiterhin arbeiten, reisen oder an sozialen Aktivitäten teilnehmen können, ohne durch die starren Zeitpläne der Dialyse in einem Zentrum eingeschränkt zu sein. Diese tragbaren Geräte verwenden innovative Technologien, die das Volumen der für die Dialyse benötigten Flüssigkeit reduzieren und das Verfahren weniger umständlich machen.

Eine weitere vielversprechende Entwicklung ist die **vernetzte Hämodialyse**. Mit Hilfe von Sensoren in Dialysegeräten und tragbaren Geräten können die Pflegekräfte die Vitalparameter und die Dialysequalität des Patienten aus der Ferne in Echtzeit überwachen. Diese Daten werden über digitale Plattformen an Nephrologen und spezialisierte Krankenschwestern übertragen, die die Behandlungsparameter an den Zustand des Patienten anpassen können, ohne dass dieser sich in die Praxis begeben muss. Diese Art der Fernüberwachung ermöglicht es, **schneller** auf Komplikationen zu **reagieren** und die Behandlung besser an die täglichen Bedürfnisse des Patienten anzupassen.

Parallel dazu wird die **automatisierte Heimdialyse** (wie die automatisierte Peritonealdialyse) immer beliebter. Neue Technologien vereinfachen die Prozesse und machen die nächtliche Dialyse zugänglicher, so dass die Patienten im Schlaf behandelt werden können, ohne ihre tägliche Routine zu unterbrechen. Darüber hinaus können intelligente Systeme die Qualität der Dialyse während der Nacht überwachen und das Pflegepersonal bei Problemen automatisch alarmieren, wodurch die Sicherheit und Effizienz der Behandlung verbessert wird.

Bioengineering und künstliche Organe: eine vielversprechende Zukunft für die Nierentransplantation

Die **Nierentransplantation** ist auch heute noch eine der besten Behandlungsmöglichkeiten für Patienten mit terminaler Niereninsuffizienz, aber der Mangel an Organen und die Komplikationen der immunsuppressiven Behandlung stellen große Herausforderungen dar. Die Forschung auf dem Gebiet des **Bioengineerings** und der **künstlichen Organe** eröffnet jedoch faszinierende Perspektiven für die Zukunft.

Einer der vielversprechendsten Fortschritte ist die Entwicklung von **künstlichen Biokernen**, implantierbaren Geräten, die die Funktionen geschädigter Nieren ersetzen könnten, ohne dass eine immunsuppressive Behandlung erforderlich ist. Diese Biokerne, die sich noch in der experimentellen Phase befinden, kombinieren Filtrationstechnologien und künstliche Nierenzellen, um die Funktionen der Niere wie Filtration von Toxinen, Regulierung von Elektrolyten und Wasserhaushalt zu reproduzieren. Diese Innovation könnte die Behandlung von Nierenversagen revolutionieren, indem sie eine Alternative zu Transplantation und Dialyse bietet und gleichzeitig die Nebenwirkungen begrenzt.

Gleichzeitig lassen die Fortschritte im Bereich des **3D-Drucks von Gewebe** die Möglichkeit erkennen, **bioartifizielle Organe** wie Nieren aus den eigenen Zellen des Patienten herzustellen. Dies würde das Risiko einer Organabstoßung und die Abhängigkeit von immunsuppressiven Behandlungen beseitigen und gleichzeitig den chronischen Mangel an Nieren, die für Transplantationen zur Verfügung stehen, beheben. Der 3D-Druck ermöglicht die Wiederherstellung komplexer Nierenstrukturen mit funktionellen Zellen, die Blut filtern und Stoffwechselabfälle regulieren können, obwohl diese Technologie noch in den Kinderschuhen steckt.

Die Auswirkungen der vernetzten Technologien und der Telemedizin

Telemedizin und **vernetzte Technologien** werden eine zentrale Rolle in der Zukunft der nephrologischen Versorgung spielen. Angesichts der steigenden Zahl von Patienten mit chronischen Erkrankungen und der Notwendigkeit einer regelmäßigen Nachsorge können Technologien für das Gesundheitswesen **die Gesundheitszentren entlasten** und gleichzeitig eine kontinuierliche und persönliche Betreuung gewährleisten.

Mobile Anwendungen zur Überwachung von Vitalwerten wie Blutdruck, Gewicht oder Elektrolytwerten ermöglichen es den Patienten, ihren Gesundheitszustand in Echtzeit zu verfolgen und diese Daten direkt mit ihrem medizinischen Team zu teilen. Dies ermöglicht ein proaktiveres Management der Niereninsuffizienz und eine frühzeitige Erkennung von Komplikationen. Diese Instrumente fördern auch die **Autonomie der Patienten**, indem sie sie aktiv in das Management ihrer eigenen Gesundheit einbeziehen. Bei unausgewogenen Vitalwerten kann das Pflegepersonal automatisch benachrichtigt werden und eingreifen, bevor sich die Situation verschlechtert.

Die **Telemedizin** ermöglicht es Nephrologen, Konsultationen aus der Ferne durchzuführen, was besonders für Patienten in ländlichen Gebieten oder für solche, die Schwierigkeiten haben, sich zu bewegen, von Vorteil ist. Konsultationen per Videokonferenz in Verbindung mit den Daten, die von den vernetzten Geräten übertragen werden, ermöglichen eine reaktionsschnelle und persönliche Betreuung und reduzieren den Bedarf an häufigen Reisen zu Routineterminen. Dieser Ansatz wird in einem Umfeld, in dem Ressourcen maximiert und gleichzeitig die Qualität der Versorgung verbessert werden soll, immer wichtiger.

Die Entstehung von Biotherapien und regenerativen Behandlungen

Ein weiterer Bereich, der sich schnell entwickelt, ist die **Biotherapie** und die **regenerative Behandlung**. **Stammzellen** und Gentherapie bieten völlig neue Perspektiven für die Behandlung von Nierenerkrankungen. Die Idee, beschädigtes Nierengewebe mit Hilfe von Stammzellen zu regenerieren, ebnet den Weg für Behandlungen, die **die Nieren reparieren** könnten, anstatt nur ihren Ausfall zu kompensieren.

Gentherapien werden erforscht, um die genetischen Anomalien zu korrigieren, die für bestimmte erbliche Nierenerkrankungen wie die polyzystische Nierenerkrankung verantwortlich sind. Diese Therapien könnten in einem frühen Stadium der Krankheit eingesetzt werden, um das Fortschreiten der Krankheit zu verlangsamen oder zu verhindern, bevor die Nieren schwer geschädigt werden.